ØREAKUPUNKTUR

KLINISK BEHANDLING

耳穴临床疗法

Sumiko Knudsen

Ph.D
Practitioner, DK

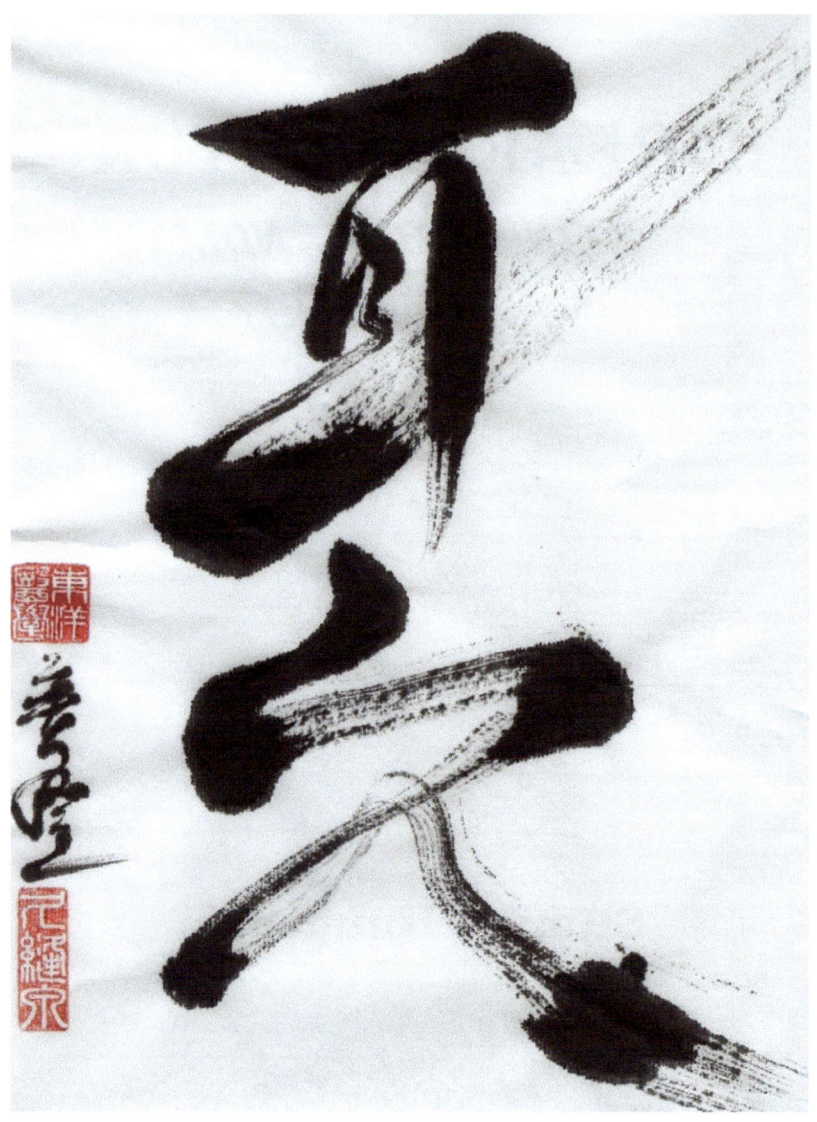

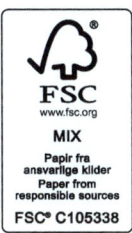

Forlag: BoD – Books on Demand, København, Danmark
Tryk: BoD – Books on Demand, Norderstedt, Tyskland
ISBN: 9788743026181

INDHOLD

INDLEDNING

Øre (Aurikulær) akupunkturterapi praktiseres i mange lande i verden. Det er hurtigt blevet anerkendt af patienter, og en af fordelene er, at det let kan anvendes, mens patienter sidder eller ligger ned. Derfor er det godt at kombinere kropsakupunktur og ørekupunktur.

Øre (Aurikulære) akupunkturpunkter adskiller sig fra akupunkturmeridianer og punkter. Øret er et mikrosystem, der afspejler hele kroppen, repræsenteret på øret.

Øre (Aurikulære) akupunkturpunkter bruges på uafhængige og specifikke organer i zoner, hvor stimuleringen anvendes til forebyggelse og behandling af sygdomme.

Ørepunkter er tæt forbundet med menneskelige legemsorganer og systemer med kropskanaler i henhold til den traditionelle kinesiske medicin.

Øre (Aurikulær) akupunktur er effektiv til mange sygdomme og har vist sig effektiv i mange lande.

Ørepunkter i er anerkendt af WHO.

Sumiko Knudsen 克努森澄子

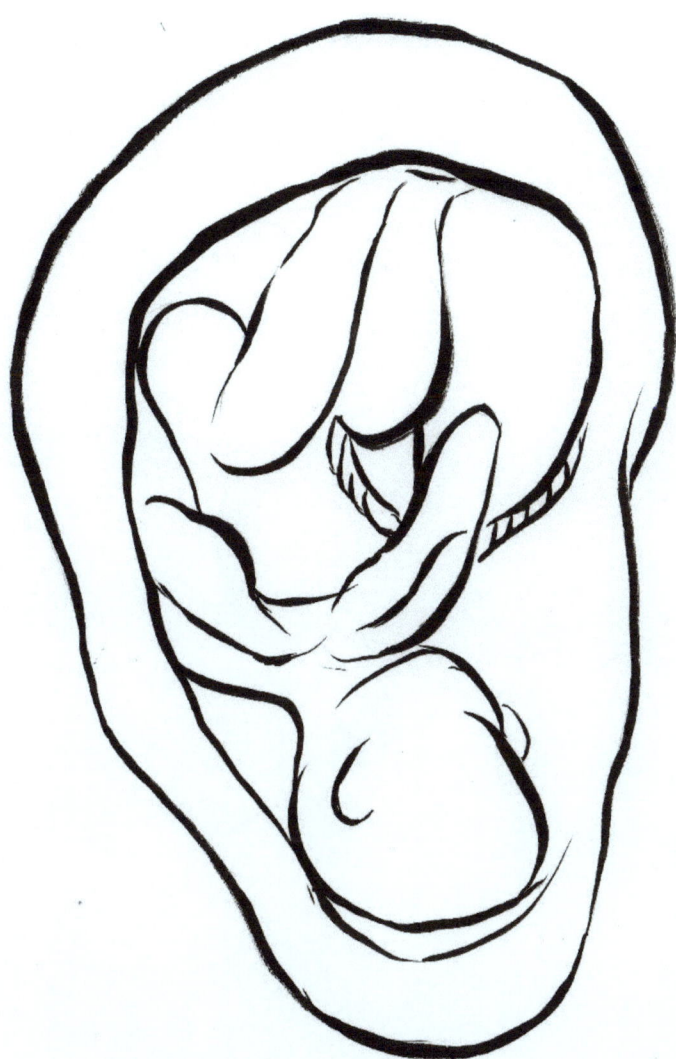

Fosterkort på det ydre øre.

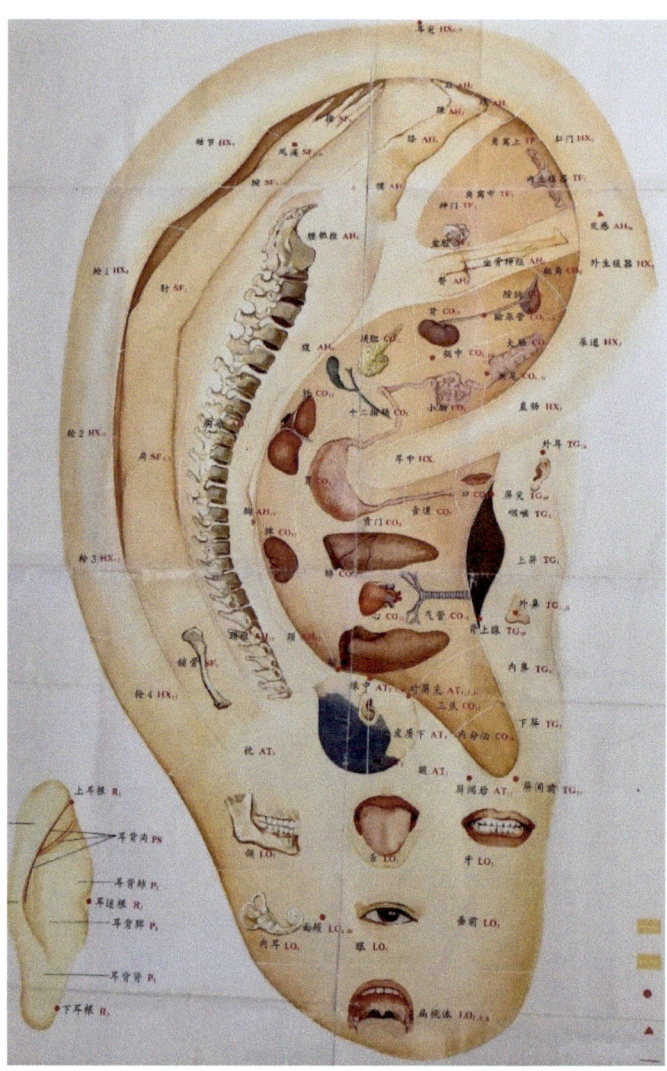

Standard Auriculære punkter

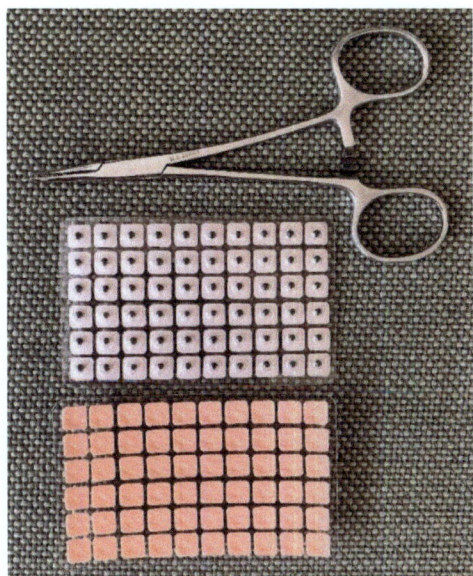

Øre Vaccaria frø

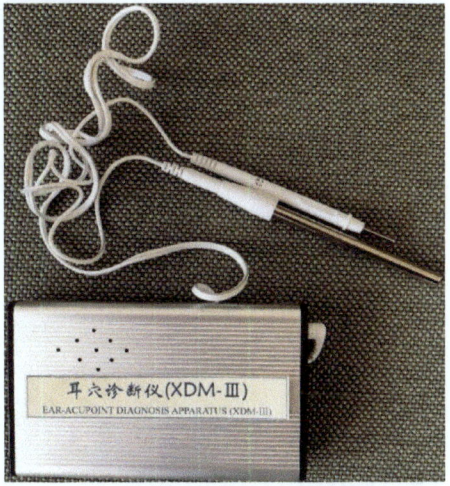

Apparat til Øre akupunkter

I. Anatomisk struktur af den Aurikulære overflade

For at lette placeringen af Ørepunkter er de anatomiske strukturer af den Aurikulære overflade relateret til Ørekupunktur som følger.

1. Helix 耳
2. Helix Tubercle 耳轮 结节
3. Helix Cauda 耳轮 尾
4. Helix Crus 耳轮 脚
5. antihelix 对 耳轮
6. Den hoveddel af Antihelix 对 耳轮 体
7. Superior Antihelix Crus 对 耳轮 上 脚
8. Inferior Antihelix Crus 对 耳轮 下脚
9. Trekantet Fossa 三角 窝
10. Scapha 耳 舟
11. Tragus 耳 屏
12. Supratragic Notch 屏 上 切迹
13. antitragus 对 耳 屏
14. Intertragisk hak 屏 间 切迹
15. Helix Notch 轮 屏 切迹
16. Øreflip 耳垂
17. Concha 甲 腔
18. Cymba Concha 耳 甲 艇
19. Hulrum Concha 耳 甲 腔

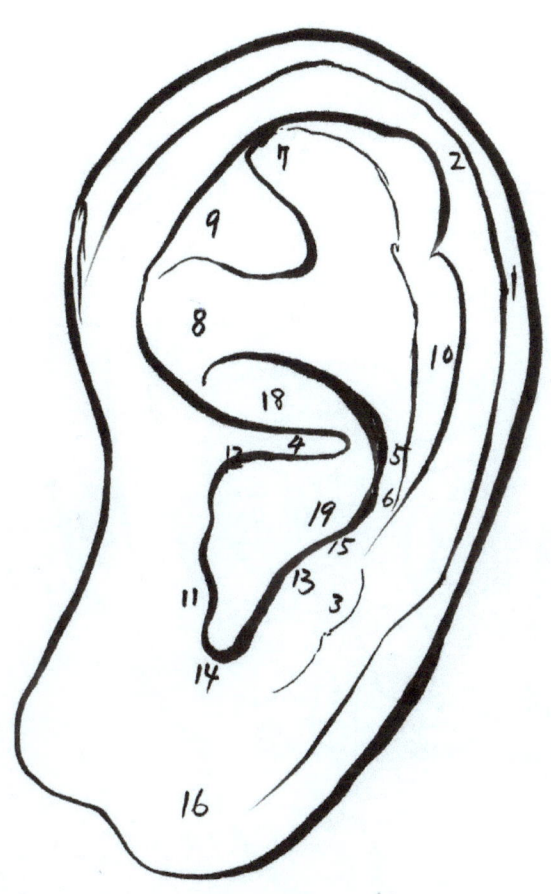

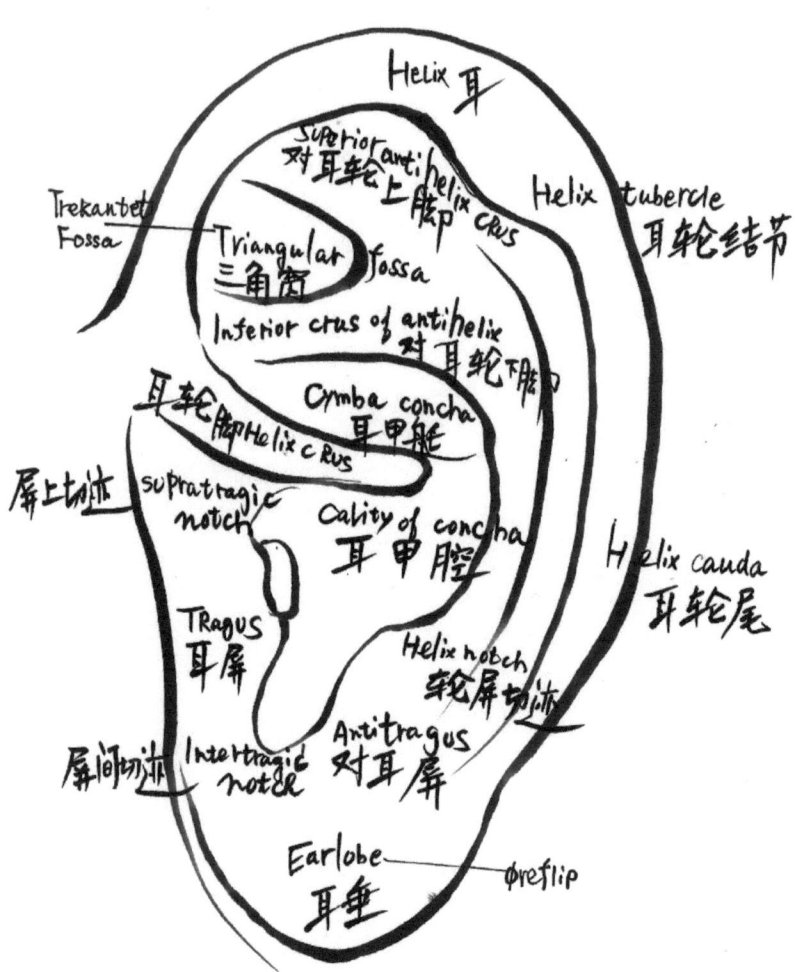

Det forreste aspekt

II. Auriculære Punkter

Aurikulære punkter er specifikke stimulerende punkter på øret. Når forstyrrelsen forekommer i kroppens dele, kan der forekomme forskellige reaktioner i de tilsvarende områder af øret. For at stille en diagnose kan man stimulere de følsomme steder for at forebygge sygdomme.

1. Den tilsvarende regionale anatomi af akupunkturpunkterne

1.1. Fordeling af ørepunkter

Fordelingen af ørepunkter på øret følger et bestemt skema.

Øret kan sammenlignes med et omvendt inverteret foster med hovedet ned mod toppen. Ørepunkter svarende til hoved og ansigt er i nærheden af øreflippen. De punkter, der svarer til de øvre lemmer, er ved Scapha. Underekstremiteter er omkring Antihelix 'overdel og underdel. Indre organer er Cymba Concha og hul af Concha.

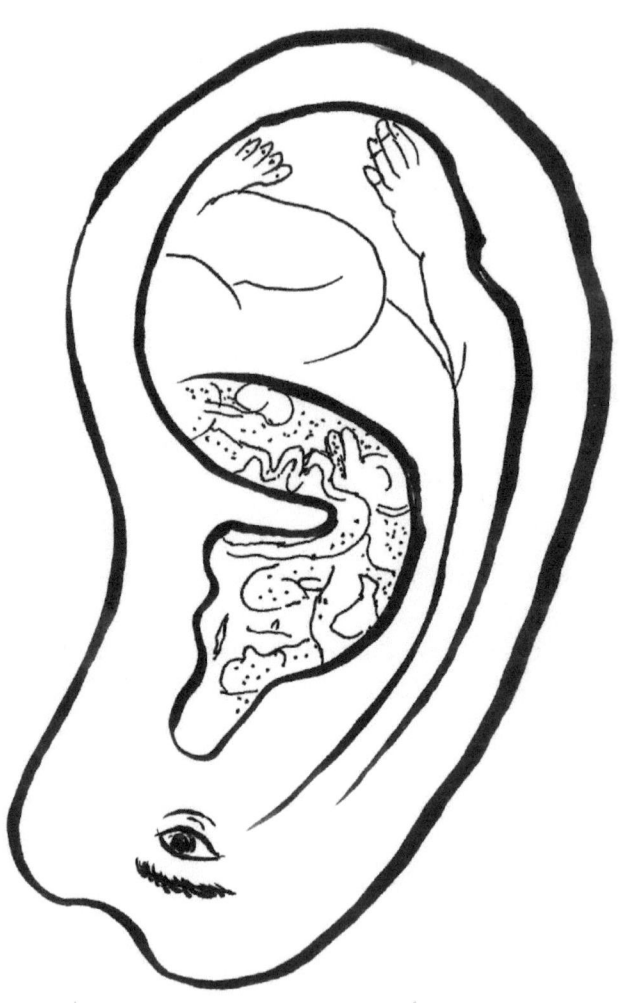

1.1.   Ørepunkter for fordelingsmønsteret.

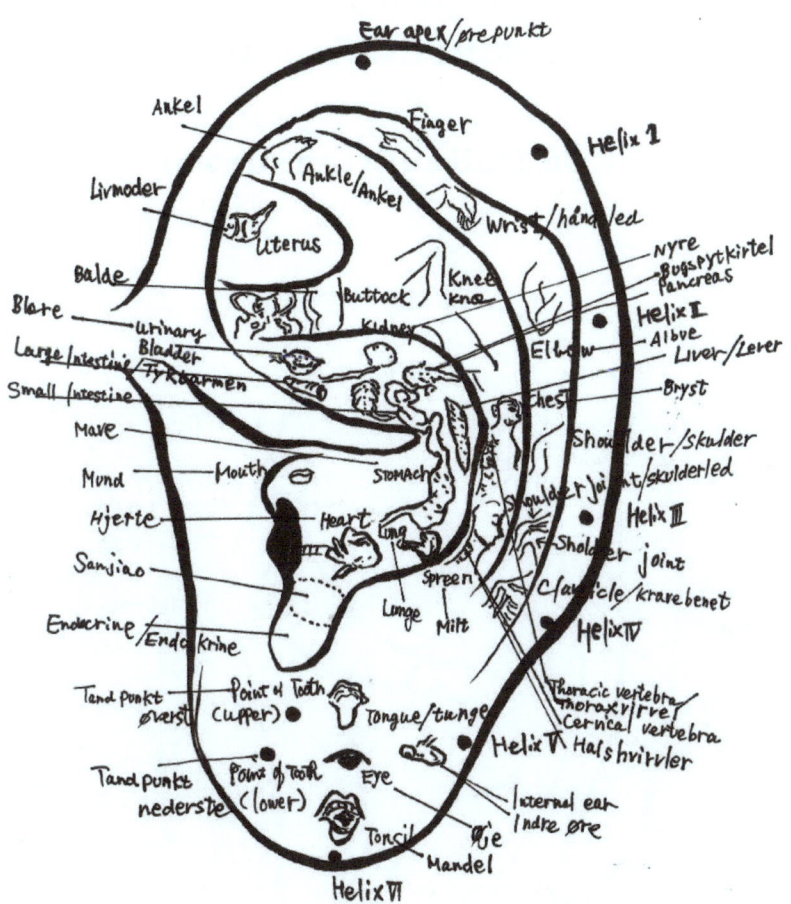

Ørepunkter for den tilsvarende regionale anatomi.

III. Aurikulære punkters placering, funktion og anvendelse mod sygdom.

1. Punkter på Helix (Erlunxuewei 耳轮穴位)

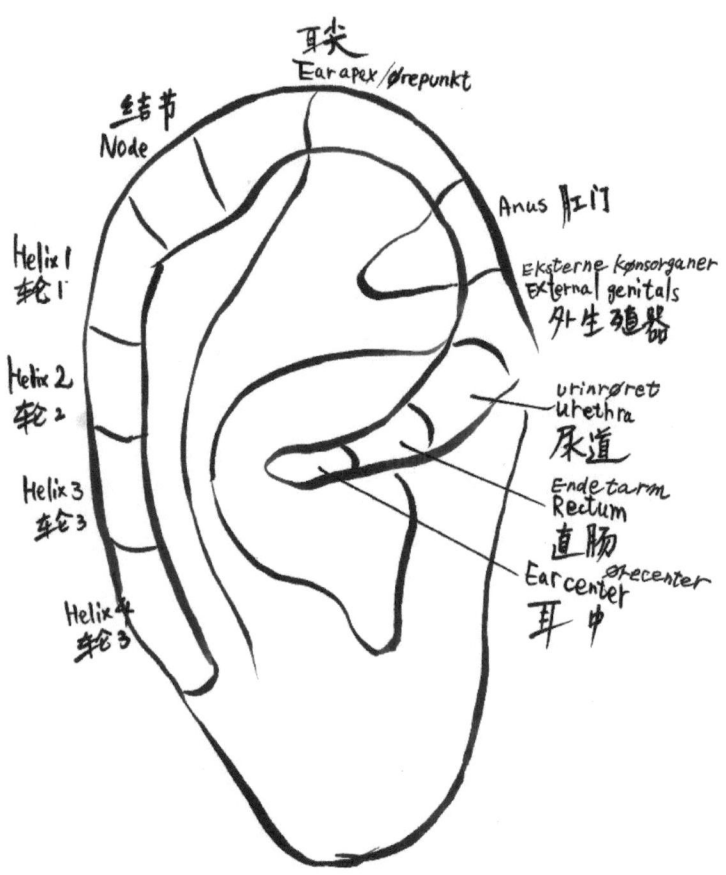

1. Øre Center (Erzhong 耳中)

Placering: På Helix.
Funktion: Afslapning af muskelspasmer. Styr Qi, blodcirkulation og fordriv vind og lindre smerter.
Behandling:Hikke,opkast,blodmangel/stase/varme, blødning, metrorragi.

2. Rektum (Zhichang 直肠)

Placering: På Helix.
Funktion: Afslapning og linding af diarré.
Behandling:Forstoppelse, diarré, prolaps anus, hæmorroid.

3. Urethra (Niaodao 尿道)

Placering: På Helix.
Funktion: Fjerne varme og fugt. Lindre muskelspasmen og smerterne.
Behandling:sengevædning af sengen, hyppig vandladning, smertefuld vandladning, kløe i kønsorganerne.

4. Eksterne kønsorganer (Waishengzhiqi 外生殖器)

Placering: På Helix.
Funktion: Fjerne varme og fugt i lever og galdeblære.
Fjern blodvarme, fordriv tarmluft, lindre kløe for seksuel funktion.
Behandling:Forskellige kønsorganers sygdomme.
Testitis, vaginitis, kløende vulvae.

5. Anus (Gangmen 肛门)

Placering: På Helix.
Funktion: Ryd varme og lindre hævelse og smerter.
Fremme afførelse og blodgennemstrømning.
Behandling:Prolapse anus, hæmorroid.

6. Ørepunkt (Erjian 耳尖)

Placering: På toppen af Helix.
Funktion: Fjern varme og fjern giftigt stof.
Rolig lever, køligt blod, lindre kløe og hævelse.
Behandling:Hypertension, feber, Øjesygdom, eksem, nældefeber.

7. Knude (Jiejie 结节)
Placering: På knolden til Helix.
Funktion: Klar varme og gift i leveren.

Aflast den nedtrykt lever og reguler cirkulationen af Qi.

Behandling:Hepatitis, Hovedpine, svimmelhed.

Smerter omkring taljen og armhulen i kropsområdet.

8. Helix 1 (Lunyi1 轮 1)

9. Helix 2 (Lunyi2 轮 2)

10.Helix 3 (Lunyi3 轮 3)

11.Helix 4 (Lunyi4 轮 4)

Placering: På helixen.

Funktion: Fjern varme og fjern giftige stoffer.

Behandling:Kold, luftvejsinfektion, betændelse i mandlen. Klar varme og forskellige betændelser i syndrom.

2.Punkter på Scapha (Erzhou 耳舟)

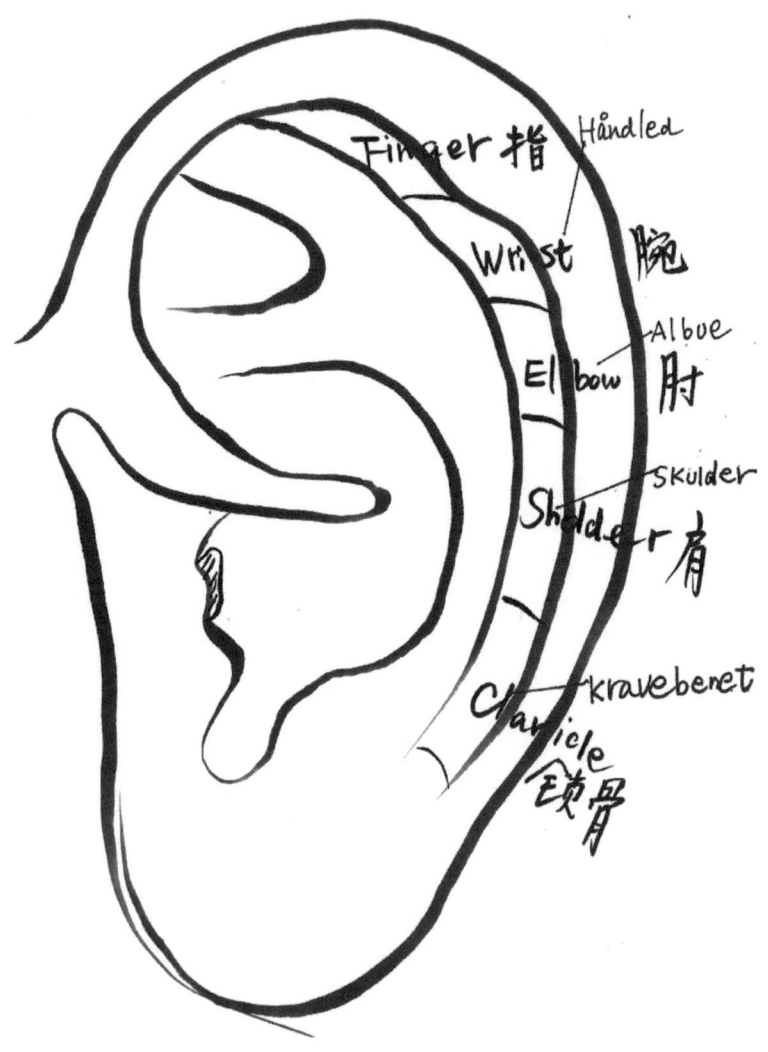

1. Finger (Zhi 指)

Placering: På den øverste del af Scaphoid fossa.
Funktion: Fremme blodcirkulationen, fjerner vinden, lindre smerter og betændelse.
Behandling: Smerter, følelsesløshed, forstuvning i fingerleddet.

2. Håndled (Wan 腕)

Placering: Nedenfor end fingerpunktet.
Funktion: Fremme blodcirkulationen, fjerner vinden, lindre smerter.
Behandling: Håndledsmerter forstuvning i håndleddet.

3. Vindstrøm (Fengxi 风溪)

Placering: Mellem fingerspidsen og håndleddet.
Funktion: Fremme blodstrømmen, fjerner vinden og kløe, lindre hoste og astma.
Behandling: Astma, allergisk rhinitis og colitis, acne, urticaria, eksem.

3. Albue (Zhou 肘)

Placering: Nedenfor end håndledets punkt.

Funktion: Fremme blodstrømmen, fjerner vinden, lindre smerten.

Behandling: Albue smerter, tennis albue, forstuvning albueleddet og gigt.

4. Skulder (Jian 肩)

Placering: Nedenfor end albue punktet.

Funktion: Fremme blodstrømmen, fjerner vinden, lindre smerten.

Behandling: Skuldersmerter, forstuvning i skulderleddet, dysfunktion i øvre lemmer, smerter ved cervikal spondylose.

5. Kravebenet (Suogu 锁骨)

Placering: Nedenfor end skulderpunktet.

Funktion: Fjerner vinden, ryd fugtigheden, lindre smerten.

Behandling: Skuldersmerter, rygsmerter, nakkesmerter, reumatiske smerter, stiv nakke.

3. Punkter på Antihelix (Duierlunxuewei 对耳轮穴位)

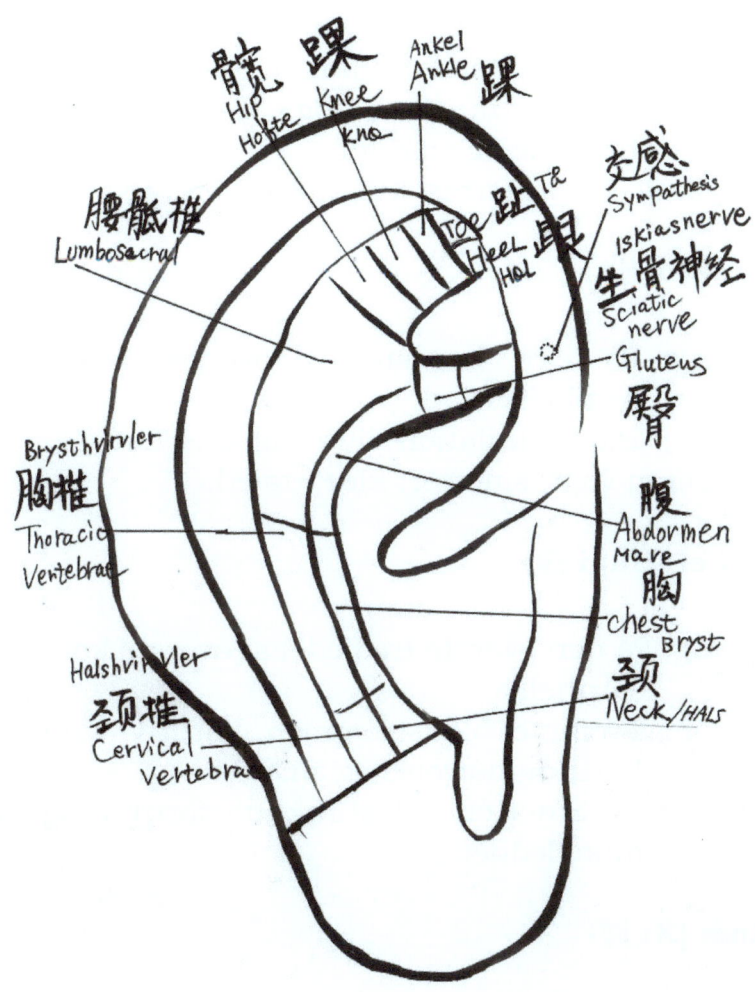

1. Hæl (Gen 跟)

Placering: På den forreste og øverste crus på Antihelix.
Funktion: Fremme blodstrømmen, fordriv vinden. Styrke muskler og knogler. Lindre hævelse og smerter.
Behandling: Hælsmerter, kvæstelse i hævelse osv.

2. Tå (Zhi 趾)

Placering: På den bageste og øverste crus på Antihelix.
Funktion: Blodcirkulation, lindring smerter.
Behandling: Gigt, smerter, kløe i tåled.

3. Ankel (Huai 踝)

Placering: På den øverste tredjedel af øverste kors på Antihelix.
Funktion: Fremme blodstrømmen, fordriv vinden, lindring hævelse og smerter.
Behandling: Smerter, dysfunktionsforurening i ankelleddet.

4. Knæ (Xi 膝)

Placering: I midterste af en tredjedel af øverste crus.

Funktion: Fjern vinden, ryd fugtigheden og lindre smerter.

Behandling: hævelse og smerter i knæleddet, rheumatoid arthritis, knæleddets forstuvning.

5. Hofte (Kuan 髋)

Placering: På den nederste tredjedel af øverste kors på Antihelix.

Funktion: Fremme blodgennemstrømningen, fjerne vind lindring smerter.

Behandling: iskiasnerven, lumbosacrale smerte, gigt.

6. Iskiasnerve (Zuogushenjing 坐骨神经)

Placering: På den forreste to tredjedele af det nederste kors.

Funktion: Styrke muskler og knogler, lindring smerter.

Behandling: Ischias, lammelse af underekstremiteterne.

7. Sympatisk nerve (Jiaogan 交感)

Placering: Antihelix-korset og den indvendige kant af Helix.

Funktion: Afslappe muskelspasme Behandle den viscerale smerte.

Behandling: Søvnløshed, hyperhidrosis neurose i viscerale organer, astma, gastrisk mavesår, viscerale colic.

8. Balder (Tun 臀)

Placering: På den bagerste tredjedel af det nederste kors.

Funktion: Fremme blodstrømmen, fjerne vind, lindring smerter.

Behandling: Ischias, balder og sakral smerte.

9. Underliv (Fu 腹)

Placering: På den forreste og øverste to femtedele af Antihelix.

Funktion: Muskelspasmer lindrer smerter.

Behandling: Mavesmerter og forstyrrelser, diarré, forstoppelse, lændesforstuvning, galdesten, dysmenorrhea, uregelmæssig menstruation.

10. Lumbosacrale hvirvler (Yaodizhui 腰骶 椎)

Placering: På bagkanten af maven.

Funktion: Fremme blodstrømmen, lindring smerter. Styrke knoglen. Forstærk ben.

Behandling: Lumbosakral smerte, dysfunktion i underekstremiteterne, træk i muskulaturen, følelsesløshed i underekstremiteterne, leddegigt. Urininkontinens, iskias.

11.Bryst (Xiong 胸)

Placering: På midterste og forreste to femtedele af Antihelix.

Funktion: Regulere Qi og lindre depression.

Behandling: Hjertesygdom, zoster, costochondritis chondritis, interkostal neuralgi.

12.Brysthvirvler (Xiongzhui 胸椎)

Placering: Bagud for brystpunktet.

Funktion: Fremme blodstrømmen, fjerne vind, lindring smerter.

Behandling: Bryst og rygsmerter, belastning af rygmuskler, interkostal neuralgi.

13.Nakke (Jing 颈)

Placering: På den forreste og nederste femtedel af Antihelix.

Funktion: Regulere skjoldbruskkirtelfunktion.

Behandling: Stiv nakke, cervikal forstuvning, hævelse i skjoldbruskkirtlen, hyperthyroidisme.

14. Cervikale hvirvler (Jingzhui 颈椎)

Placering: Bagud for til nakkepunktet.

Funktion: Fremme blodstrømmen, fjerne vind, styrke muskler og knogler, lindre smerten.

Behandling: Stiv nakke, leddegigt, lammelse af de øvre lemmer, kløe, udvidelse af skjoldbruskkirtlen.

4. Punkter på den Trekantede Fossa
(Sanjiaowoxuewei 三角窝穴位)

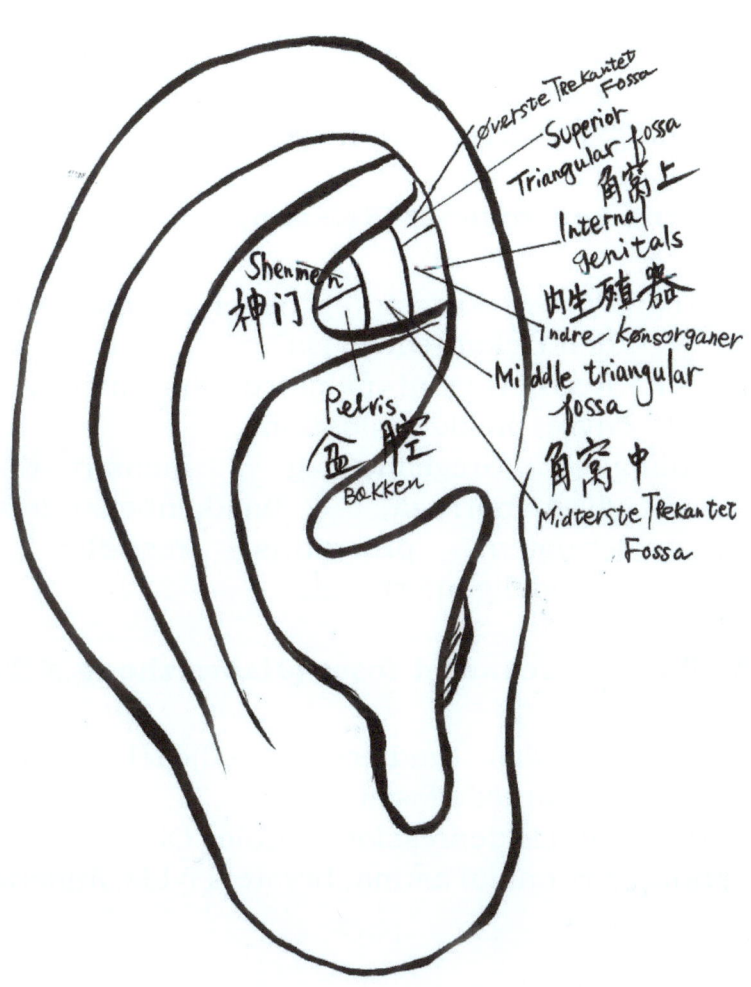

Øverste Trekantet Fossa
Superior Triangular fossa
角窝上
Internal genitals
内生殖器
Indre kønsorganer
Middle triangular fossa
角窝中
Midterste Trekantet Fossa

Shenmen
神门

Pelvis
盆腔
Bækken

1. Øverste trekantet fossa (Jiaowoshang 角窝上)

Placering: På den forreste og øverste tredjedel af trekantet fossa.

Funktion: Sænker blodtrykket, regulere og nærer leveren og nyrerne, nærer blodet.

Behandling: Hypertension, hovedpine, svimmelhed.

2. Interne kønsorganer (Neishengzhiqi 内生殖器)

Placering: På den forreste og nederste tredjedel af den trekantede fossa.

Funktion: Regulering af menstruation, næring af nyre, bækkeninfektion.

Behandling: Uregelmæssig menstruation, dysmenorrhea, bækkenbetændelse, impotens prostatitis, mandlig og kvindelig infertilitet.

3. Mellemste trekantet fossa (Jiaowozhong 角窝中)

Placering: På den midterste tredjedel af den trekantede fossa.

Funktion: Lindre depression, reguler Qi.

Behandling: Bronkial astma, brystets fylde, åndenød.

4. Shenmen (神门)

Placering: På den bageste og øverste tredjedel af den trekantede fossa.

Funktion: Aflast muskelspasmer, smerter og betændelse. Berolig lever.

Behandling: (1) Hypertension.

(2) urticaria, eksem, hoste.

(3) hovedpine, betændelse.

5. Pelvis (Penqiang 盆腔)

Placering: På den bageste og nederste tredjedel af den trekantede fossa.

Funktion: Fjerne varme og fugtighed. Lindre smerter.

Behandling: Betændelse i bækken, prostatitis, uregelmæssig menstruation, smerter i underekstremiteten, mavesmerter.

5. Punkter på Tragus (Erpingxuewei 耳屏穴位)

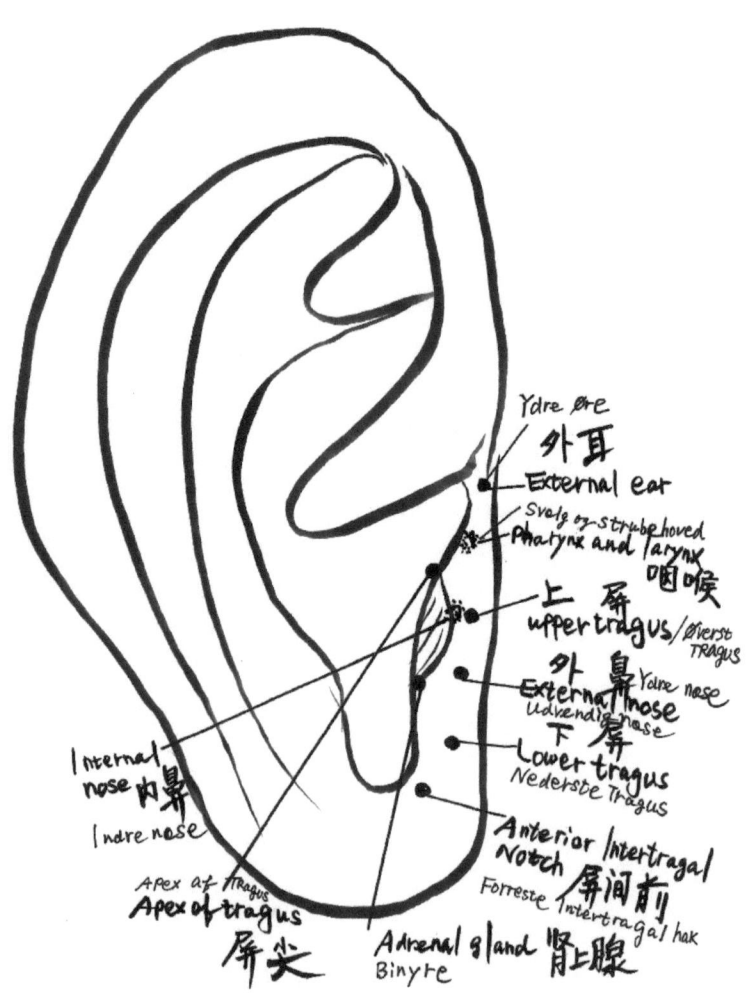

Ydre øre 外耳 External ear

Svælg og strubehoved Pharynx and larynx 咽喉

上 屏 upper tragus / Øverst TRAGUS

外 鼻 Ydre nøse External nose Udvendig nøse

下屏 Lower tragus Nederste Tragus

Internal nose 内鼻 Indre nose

Anterior Intertragal Notch 屏间切 Forreste Intertragal hak

Apex af Tragus Apex of tragus 屏尖

Adrenal gland 肾上腺 Binyre

1. Ydre Øre (Waier 外耳)

Placering: I tragusens øverste kant.
Funktion: Fremme blodcirkulationen, fjerne blodstasen, falde til ro ned og lindre smerter.
Behandling: Svimmelhed, migræne, døvhed og tinnitus, cervikalsmerter.

2. Apex af Tragus (Pingjian 屏尖)

Placering: På den bageste kant af tragus.
Funktion: Anti-inflammation, reducer feber, beroliger smerter.
Behandling: Tandpine, feber, betændelse, smerter.

3. Ydre næse (Waibi 外鼻)

Placering: Midten af den ydre kant af Tragus.
Funktion: Klar varme, fremme blodgennemstrømningen, lindre smerter.
Behandling: Rhinitis, næsehindring.

4. Binyre (Shenshangxian 肾上腺)

Placering: På toppen af den laveste Tragus.

Funktion: Anti-infektion lindrer hoste og astma, anti-gigt, koordinerer binyrens funktion.

Behandling: (1) Reumatisk gigt.

(2) Allergisk sygdom, astma, hoste, betændelser.

(3) Hæmorragisk sygdom, hypotension.

5. Svælg og strubehoved (Yanhou 咽喉)

Placering: På det øverste på den indvendige side af Tragus.

Funktion: Ekskludere toksin, lindre betændelse og hævelse, løse sputum og rydde halsen.

Behandling: pharyngitis, betændelse i mandlen, hæshed, bronkitis, bronkial astma.

6. Indre næse (Neibi 内鼻)

Placering: På den nederste halvdel af det indre af Tragus.

Funktion: Fjern vind, stop blødning.

Behandling: Kold, nasal obstruktion, rhinitis, epistaxis.

7. Forreste intertragalt hak (Pingjianqian 屏 间 前)

Placering: I den nederste del af Tragus, og underliggende kant.

Funktion: fjerne varme, fremme blodcirkulationen, fjerme varme i hjernen for lysende øjne.

Behandling: Svimmelhed, hovedpine, glaukom, nærsynethed, retinitis.

6.Punkter på Antitragus
(Duierpingxuewei 对耳屏穴位)

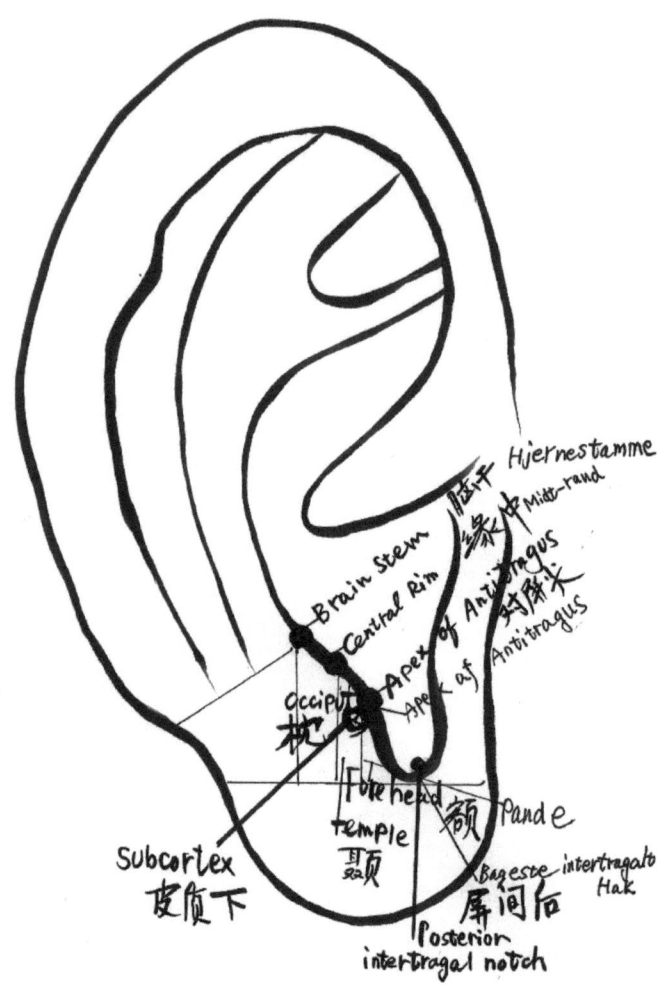

1. Pande (E 额)

Placering: På den forreste del af Antitragus.
Funktion: Styrke hjernens funktion og gøre øjnene lysere.
Behandling:Svimmelhed, søvnløshed, nærsynethed, bihulebetændelse, rhinitis.

2. Bageste intertragalt hak (Pingjianhou 屏间后)

Placering: Bagud for hakket mellem tragus og antitragus, på den nederste kant af antitragus.
Funktion: Fjerne varme og toksin, afkøler blodet, gøre øjnene lyser.
Behandling:Glaukom, bygkorn, øjensygdom.

3. Tinding (Nie 颞)

Placering: På midten af den ydre side af Antitragus.
Funktion: Regulere Qi, lindre Lever og Galdeblære, gøre øjnene lyser, lindrer tinnitus.

Behandling:Svimmelhed, migræne, tinnitus.

4. Occiput (Zhen 枕)

Placering: På bagsiden af den udvendige side af
Antitragus.
Funktion: Fjerne varme, fjerne kløe, lindre hoste og
astma, lysere øjne.
Behandling:(1) Svimmelhed, hovedpine, søsyge.
(2) Meningitis, hjerne traume,
(3) søvnløshed.
(4) Astma.

5. Subcortex (Pizhixia 皮质下)

Placering: På den midterste side af Antitragus.
Funktion: fjerne smerter, lindre hik og opkast,
nærer hjernen og berolige sind.
Behandling:(1) Gastritis, kvalme, opkast, udspiling
af maven, forstoppelse, hikke.
(2) søvnløshed, drømmeagtighed.

6. Apex af Antitragus (Duipingjian 对屏尖)

Placering: På spidsen af Antitragus.
Funktion: Aflast hoste og astma, fjern kløe.
Behandling: Hoste, astma, kort åndedræt, kløe.

7. Midt-rand (Yuanzhong 缘中)

Placering: På antitragus, kryds mellem antitragus.
Funktion: Aflaste muskelspasmer, nære hjernen.
Behandling: svimmelhed, hjernerystelse.

8. Hjernestam (Naogan 脑干)

Placering: På Antitragus, mellem Antitragus og
Antihelix.
Funktion: Lindre muskelspasmer, genopfyld
hjernen.
Behandling:Epilepsi, skizofreni, neurose,
svimmelhed, hovedpine.

7.Punkt på Concha (Erjiaxuewei 耳甲穴位)

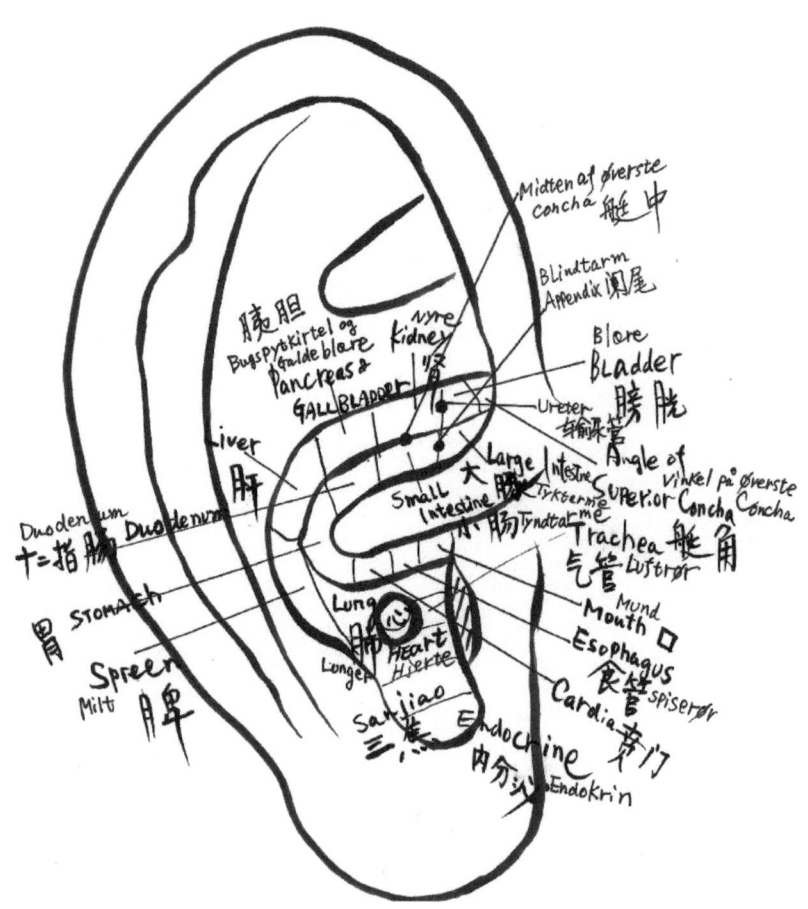

1. Mund (Kou 口)

Placering: På den forreste tredjedel af Concha,
under nederste Antihelix crus.
Funktion: Lindre muskelspasmer, hoste, astma og
smerter. Regulere gastrointestinal
funktion.
Behandling:Bronkial astma, hoste, søvnløshed, sår
i munden, paralyse i ansigtet.

2. Spiserør (Shidao 食道)

Placering: I miderste af tredjedel af Concha.
Funktion: Behandling af dysfagi, fremme appetit,
regulering af spiserøret.
Behandling:Brystnød, kort ånde, vanskeligt at falde
i søvn.

3. Cardia (Penmen 喷门)

Placering: På den forreste tredjedel af Concha.
Funktion: Lindre krampe, regulerer maven, fremme
appetit.
Behandling:Kvalme, hjertekrampe, opkast, ubehag i
brystet.

4. Mave (Wei 胃)

Placering: På enden af øverste Crus af Helix.
Funktion: Regulere Qi, styrke Milten, lindre opkast og smerter.
Behandling:(1) Mavesår gastrointestinal dysfunktion.

5. Duodenum (Shierzhichang 十二指肠)

Placering: På den bageste tredjedel af nederste Helix crus.
Funktion: Lindre spasmer og smerter, regulere mave-tarmfunktionen.
Behandling:Mave udspiling, diarré, cholecystitis.

6. Tyndtarme (Xiaochang 小肠)

Placering: På den midterste tredjedel af øverste crus af Helix.
Funktion: Ryd fugt og varme, lindre diarré, fremme cirkulation af Qi og fjerne forhindring. Fjern varme.
Behandling:Diarré, mave udspiling, tarm tuberkulose.

7. Tyktarme (Dachang 大肠)

Placering: På den forreste tredjedel af den nederste crus.

Funktion: Fjern varme, lindre hoste, diarré.

Behandling:Diarré, intentionel dysfunktion. Hoste astma, kold lungebetændelse luftvejssygdom, akne.

8. Blindtarm (Lanwei 阑尾)

Placering: Mellem punkt med tyktarmen og tyndtarmen.

Funktion: Klar varme, fremme blodcirkulationen.

Behandling:Diarré. Blindtarmsbetændelse.

9. Vinkel på Øverste Concha (Tingjiao 艇 角)

Placering: På forkanten af Concha, nedenfor den nederste crus.

Funktion: Næring af nyre, fjern fugt, fremme blodcirkulation, fjern stagnation og fjern mavemasse.

Behandling:Bronkial astma, Epistaxis.

10. Blære (Pangguang 膀胱)

Placering: I midten af Concha nedenfor nederste crus af Helix.

Funktion: Fjerne varme og fugt, regulere Qi-cirkulation, lindre smerter.

Behandling:Rygsmerter, smerter i rygsøjlen, iskias.

11. Nyre (Shen 肾)

Placering: På den bageste del af Concha nedenfor nederste crus af Helix.

Funktion: Nære Yin og styrke Nyre Yang, styrke ryggen, forbedre synet.

Behandling:Smerter i hæle og ben, svimmelhed, søvnløshed, hjerne- og rygmarv, gigt i leddegigt.

12. Ureter (Shuniaoguan 输尿管)

Placering: Mellem nyre og blære.

Funktion: Klar varme og fugtighed i nedre Jiao, afslap spasme.

Behandling:Urininfektioner.

13. Bugspytkirtel og Galdeblære (Yidan 胰 胆)

Placering   På den bageste og øverste del af den øverste concha.

Funktion: Spred den nedlagte Qi i leveren og
            galdeblæren. Lindre smerter.
Behandling:(1) Kolecystitis, fylde i hypochondriac-
            regionen.
            (2) Diabetes mellitus, søvnløshed,
            tinnitus, migræne.

14. Lever (Gan 肝)

Placering: På den bageste og nederste del.
Funktion: Glat lever, Qi og blodcirkulation, fjern
            blodstase.
Behandling:(1) Hepatitis.
            (2) Dysfunktionel menstruation,
            dysmenoré, svimmelhed, gynækologiske
            sygdomme.
            (3) Muskelspasmer, følelsesløshed i
            lemmerne, krampeanfald i hånd og fod.

15. Midten af for øverste Concha (Tingzhong 艇中)

Placering: Mellem tynd tarm og nyre.
Funktion: Regulering af Qi-cirkulation, lindre
            smerter.
Behandling:Mavesmerter og distension.

16. Milt (Pi 脾)

Placering: På den bageste og øverste af nederste
Concha.
Funktion: Ryd fugt og varme, hæv Qi, fordøjelsens
funktion og transport.
Behandling:Ødemer, stagnation af slim og fugt,
hæmoragisk syndrom, metrorrhagia,
metrostaxis, uterusblødning.

17. Hjerte (Xin 心)

Placering: I centrale og nederste Concha.
Funktion: Fjern hjerte-ild, klar blodstase
Behandling:(1) Hjertesygdom, neurose, søvnløshed,
drømmeagtighed, nattesved.
(2) Hæshed i stemmen, pharyngitis.
(3) Hudsygdomme.

18. Luftrør (Qiguan 气管)

Placering: Side af Hjerte.
Funktion: Aflast hoste og sputum, astma og ondt i
halsen. Udvis vind.
Behandling:Bronkial astma, forkølelse, hoste,
pharyngitis.

19. Lunger (Fei 肺)

Placering: Rundt om Hjerte og luftrør.
Funktion: Fremme Qi cirkulation. Fjern vind og
kløe. Lindre hoste, astma.
Behandling:Luftvejssygdomme, bronkitis, bronkial
astma, hjertebanken, kort ånde,
undertrykt følelse i brystet, hoste.

20. Sanjiao (三焦)

Placering: Bagud og nedenfor kanal mellem Lunge
og Endokrin punkt.
Funktion: Koordiner funktionen af Zang Fu
organer, Qi cirkulation, regulerer milt,
nærer hjerte og lunge, styrker nyre.
Behandling:(1) Koronar hjertesygdom,
hypochondrisk smerter kort ånde.
(2) Ødem
(3) Tinnitus, døvhed
(4) Smerter i siden af de øvre lemmer.

21. Endokrin (Neifenmi 内分泌)

Placering: Inde i hak mellem Tragus og Antitragus.
Funktion: Anti-infektion, fremme
blodgennemstrømningen, lindre fugt.

Behandling:Dysmenoré, menopausalt syndrom, fedme, uregelmæssig menstruation, hyperthyreoidisme.

8.Punkter på Øreflippen (Erchuixuewei 耳垂穴位)

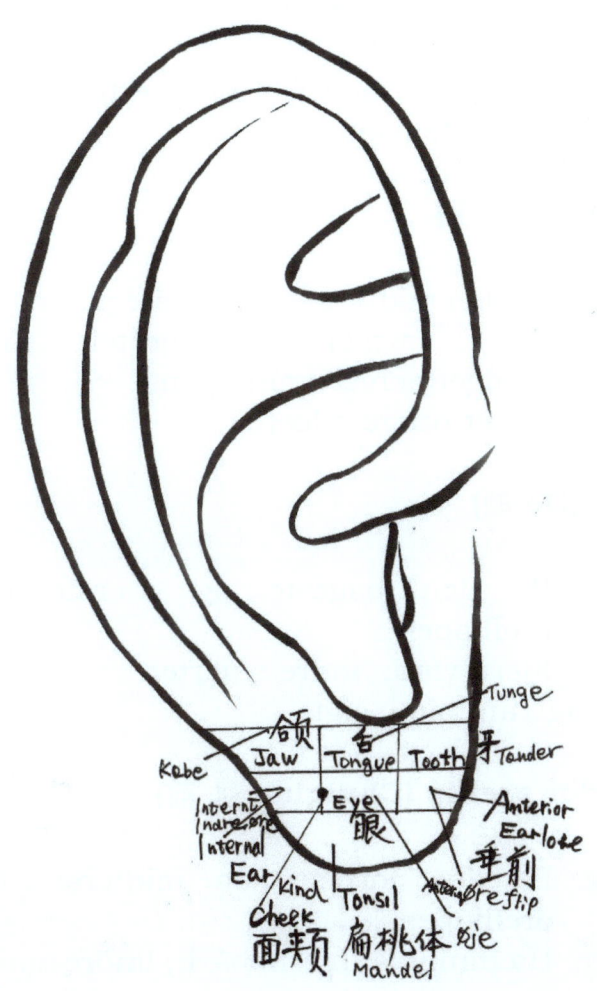

1. Tænder (Ya 牙)

Placering: På den forreste og øverste del af øreflippen.
Funktion: Fjerne varmen, lindre smerter.
Behandling:Hypotension.

2. Tunge (Hun 舌)

Placering: På den midterste og øverste på øreflippen.
Funktion: Ryd varmen i hjertet, fremme blodgennemstrømningen.
Behandling:Split tunge, ulcer.

3. Kæbe (He 颌)

Placering: På den bageste og øverste del af øreflippen.
Funktion: Fjern vind, lindre smerter.
Behandling:Tandpine, gigt.

4. Anterior øreflip (Chuiqian 垂 前)

Placering: På den forreste og midterste del af øreflippen.
Funktion: Hæmning af hjernebark, lindre smerter.

Behandling:Svimmelhed, søvnløshed, drømmeagtighed, hjertebanken.

5. Øje (Yan 眼)

Placering: I midten af øreflippen.
Funktion: Fjerne varme. Jævn Qi cirkulation i leveren og gøre lysere øjne.
Behandling:Konjunktivitis, glaukom, grå stær, nærsynethed, optisk atrofi.

6. Indre øre (Neier 内耳)

Placering: På bageste og midterste del af øreflippen.
Funktion: Fjern vind og varme, forbedrer høringsfunktionen.
Behandling:Døvhed, tinnitus.

7. Kind (Mianjia 面颊)

Placering: Mellem øje og det indre øre.
Funktion: Fjern vinden, spasmen. Aflast hævelse.
Behandling:Bells parese, akne, ansigtsrynker.

8. Mandel (Biantaoti 扁桃体)

Placering: På den nederste del af øreflippen.

Funktion: Fjerne varme og toksin, antiinflammation,
lindre hævelse.
Behandling:Halsbetændelse, pharyngitis.

9. Punkter på den bageste overflade af Auriklær (Erbeixuewei 耳背穴位)

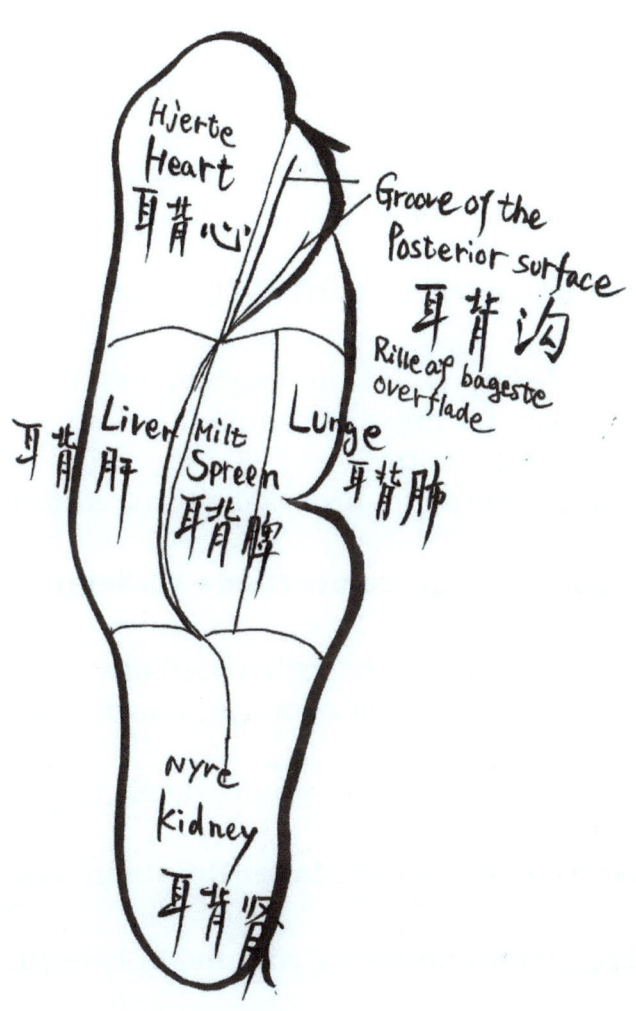

1. Hjerte på den bageste overflade (Erbeixin 耳背心)

Placering: På øverste, bageste.
Funktion: Fjern hjertevarme, afhjælp mental stress.
Behandling: Forhøjet blodtryk, hjertebank, søvnløshed, hovedpine.

2. Lunge på bageste overflade (Erbeifei 耳背肺)

Placering: I midten, intern, bageste. overflade.
Funktion: Lindre hoste, strømmen af Lung Qi, lindre astma.
Behandling: Bronkitis, bronkial astma, kutan kløe.

3. Milt på den bageste overflade (Erbeipi 耳背脾)

Placering: I midten af bageste overflade.
Funktion: Regulere milt og mave, lindre smerter og fordøjelse.
Behandling: Gastritis, mavepine, dårlig appetit.

4. Lever af bageste overflade (Erbeigan 耳背肝)

Placering: På midterste og ydre del af bageste.

Funktion: Aflast lever og galdeblære, Qi-
cirkulation.
Behandling: Smerter i hypochondriac-regionen,
cholecystitis.

5. Nyre på bageste overflade (Erbeishen 耳背肾)

Placering: På nederste del af bageste.
Funktion: Nærer lever og nyre, styrker knogler og
styrker marv, lindrer spasmer.
Behandling: Svimmelhed, Hovedpine.

6. Rille af bageste overflade (Erbeigou 耳背沟)

Placering: Rillen dannet af Antihelix, superior,
inferior Antihelix og på den bageste.
Funktion: Rolig lever, fordriv vinden, sænk
blodtrykket, lindre kløe.
Behandling: Hypertension, hovedpine.

10.Punkter på Øreproppen (Ergenxuewei 耳根穴位)

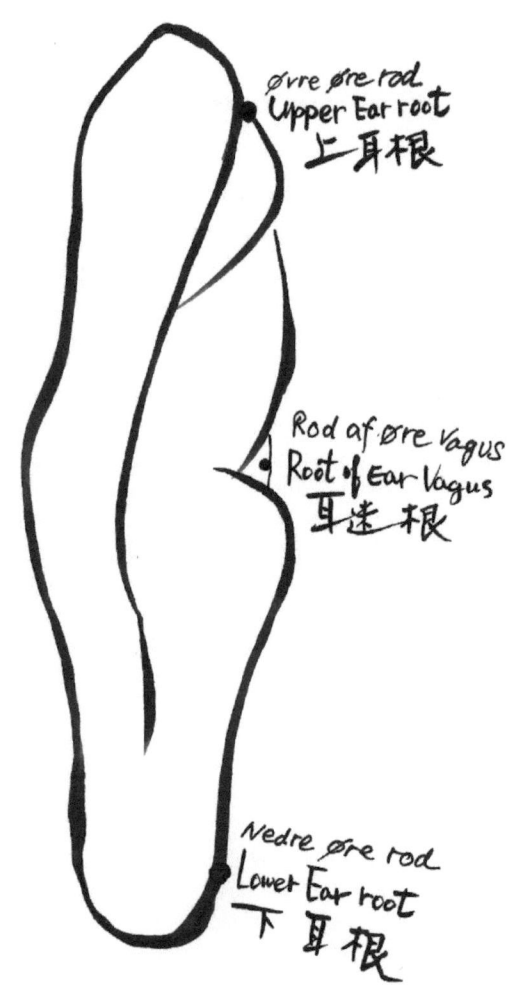

Øvre øre rod
Upper Ear root
上耳根

Rod af øre vagus
Root of Ear vagus
耳迷根

Nedre øre rod
Lower Ear root
下耳根

1. Øvre øre rod (Shangergen 上耳根)

Placering: På den øverste del.
Funktion: Fjerne blodvarme.
Behandling: Epistaxis, lammelse.

2. Rod af ørevagus (Ermigen 耳迷根)

Placering: I den bageste rille dannet af Helix.
Funktion: Fjerne varme og fugtighed, afhjælp
           krampe.
Behandling: Mavesmerter, diarré, hovedpine,
           søvnløshed, svimmelhed, mavepine,
           hypertension, tilbageholdelse af urin.

3. Nedre øre rod (Xiaergen 下耳根)

Placering: På den laveste del.
Funktion: Nær lever og Nyre, lindrer mental stress.
Behandling: Hypotension, Bell's palsy.

IV. Klinisk anvendelse af aurikulær akupunktur

KAPITEL 1. Interne sygdomme
Afsnit 1. Kredsløb og Åndedræt
(1) Forhøjet blodtryk (Gaoxieya 高血压)

Hovedpunkter

- Øre Apex (Erjian 耳尖)
- Vindstrøm (Fengxi 风溪)
- Øvre trekantet fossa (Jiaowoshang 角窝上)
- Shenmen (Shenmen 神门)
- Sympathesis (Jiaogan 交感)
- Hjerte (Xin 心)
- Subcortex (Pizhixia 皮质下)
- Rille af bageste overflade (Erbeigou 耳背沟)

Sekundære punkter

- Pande (E 额)
- Ydre øre (Waier 外耳)
- Nyre (Shen 肾)
- Forhøjet blodtryk punkt (Gaoxueyadian 高血压点)

(1) Forhøjet blodtryk (Gaoxieya 高血压)

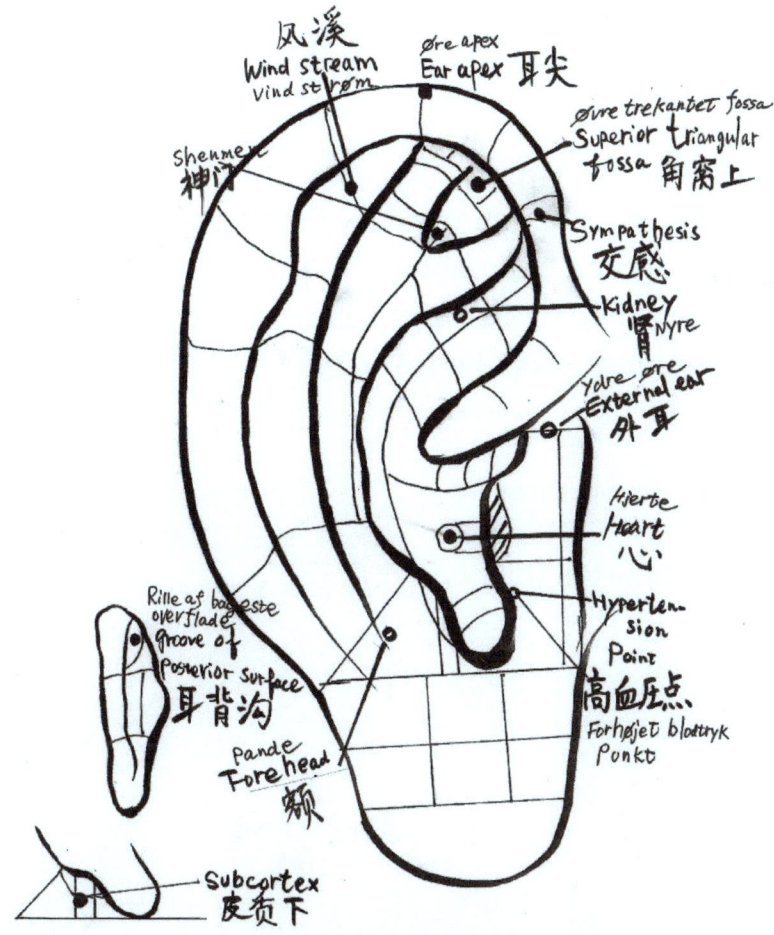

*Subcortex (Pizhixia 皮质下) … skjult

*Sympathesis (Jiaogan 交感)… skjult

(2) Lavt blodtryk (Dixieya 低血压)

Hovedpunkter

- Hjerte (Xin 心)
- Binyre (Shenshangxian 肾上腺)
- Midtkant (Yuanzhong 缘 中)
- Lavt blodtryk punkt (Dixueyadian 低血压 点)
- Sympathesis (Jiaogan 交感)

Sekundære punkter

- Subcortex (Pizhixia 皮质 下)

(2) For lavt blodtryk (Dixieya 低血压)

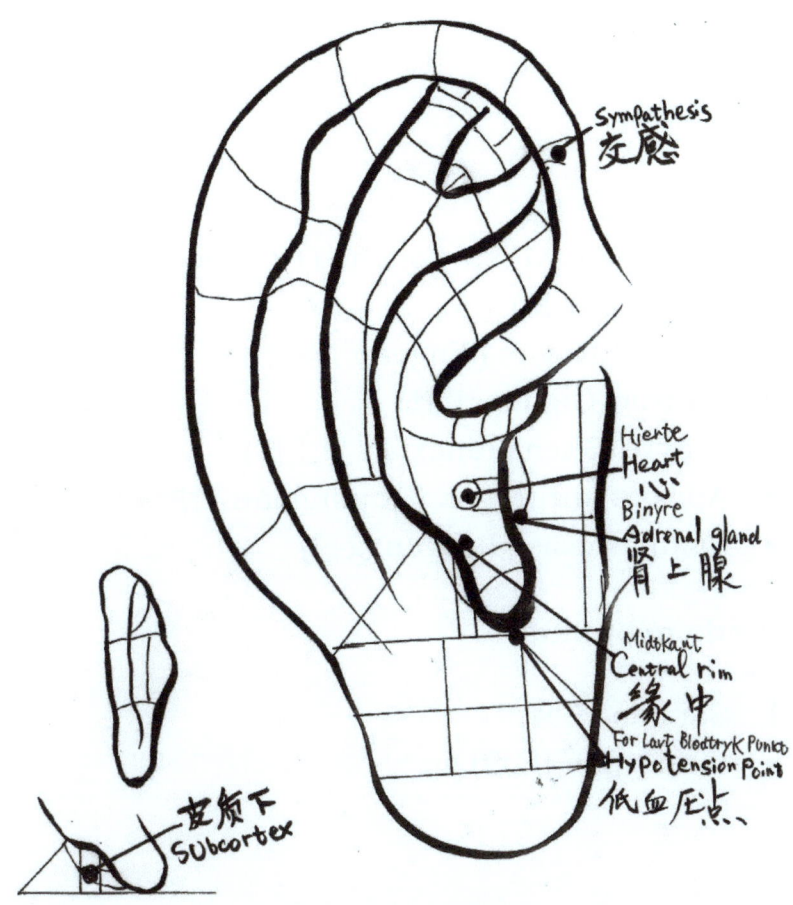

*Subcortex (Pizhixia 皮质下) ... skjult

*Sympathesis (Jiaogan 交感) ⋯ skjult

(3) Bronkial astma (Zhiqiguanxiaochuan 支气管哮喘)

Hovedpunkter

- Shenmen (神门)
- Vinkel på øverste concha (Tingjiao 艇角)
- Lunge (Fei 肺)
- Apex af tragus (Pingjian 屏尖)
- Luftrør (Qiguan 气管)
- Binyre (Shenshangxian 肾上腺)
- Apex af antitragus (Duipingjian 对屏尖)
- Sympathesis (Jiaogan 交感)

Sekundære punkter

- Sanjiao (三焦)
- Vindstrøm (风溪)

(3) Bronkial astma (Zhiqiguanxiaochuan 支气管哮喘)

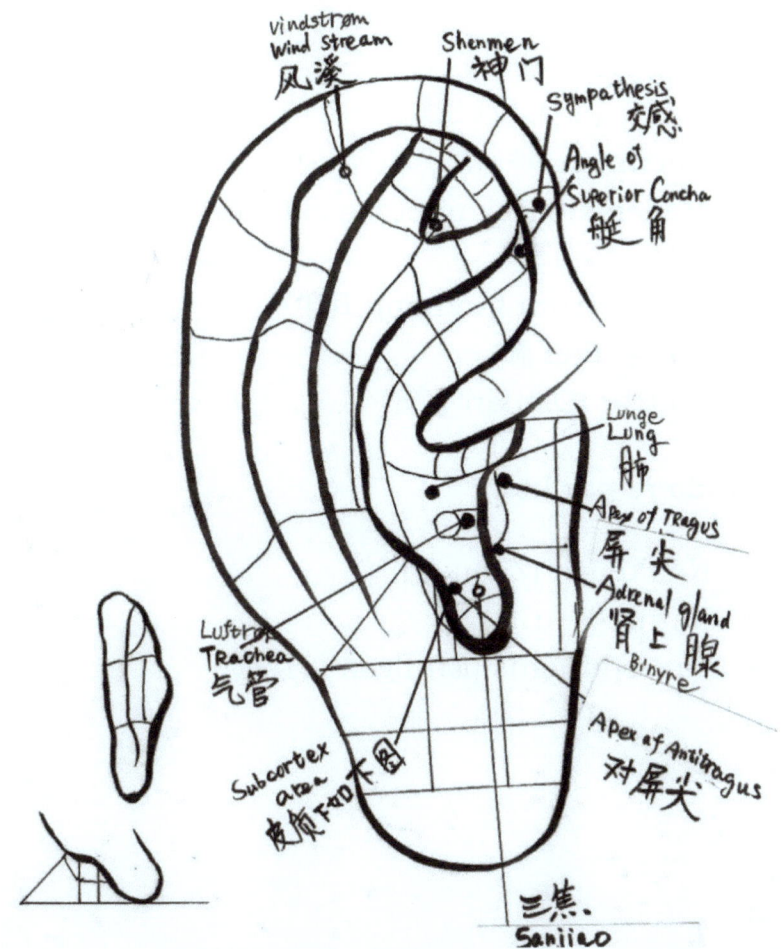

*Sympathesis (Jiaogan 交感) … skjult

(4) Akut bronkitis (Jixing zhiqiquanyan 急性支气管炎)

Hovedpunkter

- Shenmen (神门)
- Mellemste trekantet fossa (Jiaowozhong 角窝中)
- Ørecentrum (Erzhong 耳中)
- Lunge (Fei 肺)
- Luftrør (Qiguan 气管)

Sekundære punkter

- Nakkeben (Zhen 枕)
- Mund (Kou 口)
- Ørerodsvagus (Ermigen 耳迷根)

(4) Akut bronkitis (Jixing zhiqiquanyan 急性支气管炎)

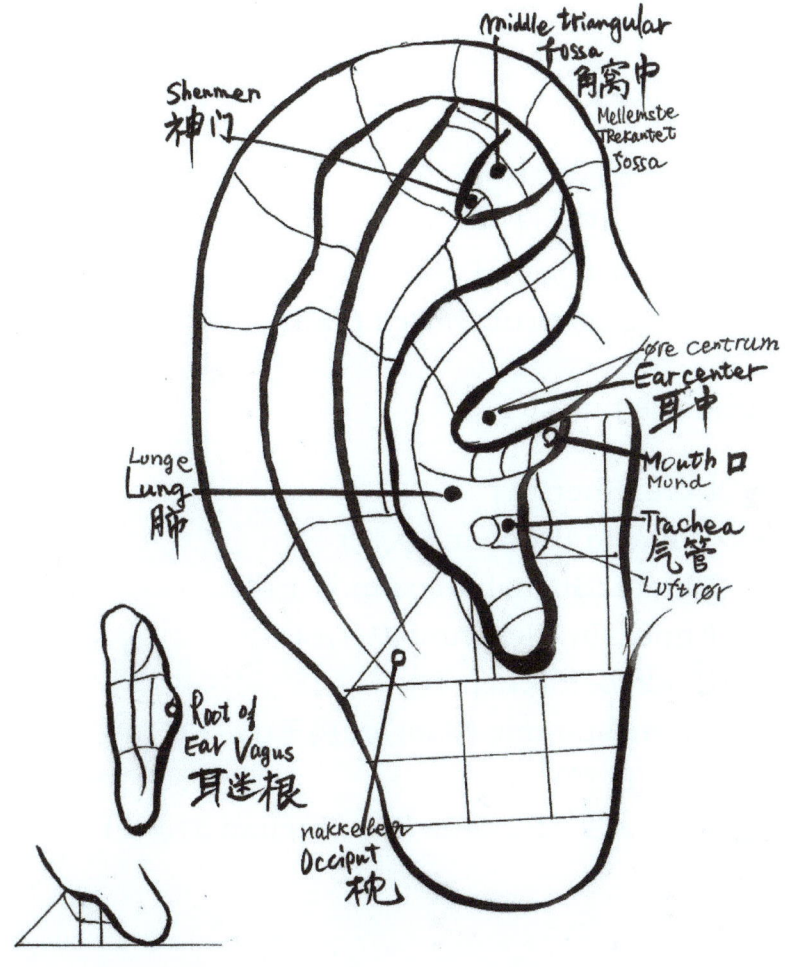

(5) Kronisk bronkitis (Manxing zhiqiguanyan 慢性 支气管炎)

Hovedpunkter

- Shenmen (神门)
- Lunge (Fei 肺)
- Luftrør (Qiguan 气管)
- Svælg og strubehoved (Yanhou 咽喉)

Sekundære punkter

- Nyre (Shen 肾)
- Tyktarm (Dachang 大肠)
- Binyre (Shenshangxian 肾上腺)
- Endokrin (Neifenmi 内分泌)
- Nakkeben (Zhen 枕)
- Hjernestamme (Naogan 脑干)
- Milt (Pi 脾)
- Apex af Antitragus (Duipingjian 对屏尖)

(5) Kronisk bronkitis (Manxing zhiqiguanyan 慢性 支气管炎)

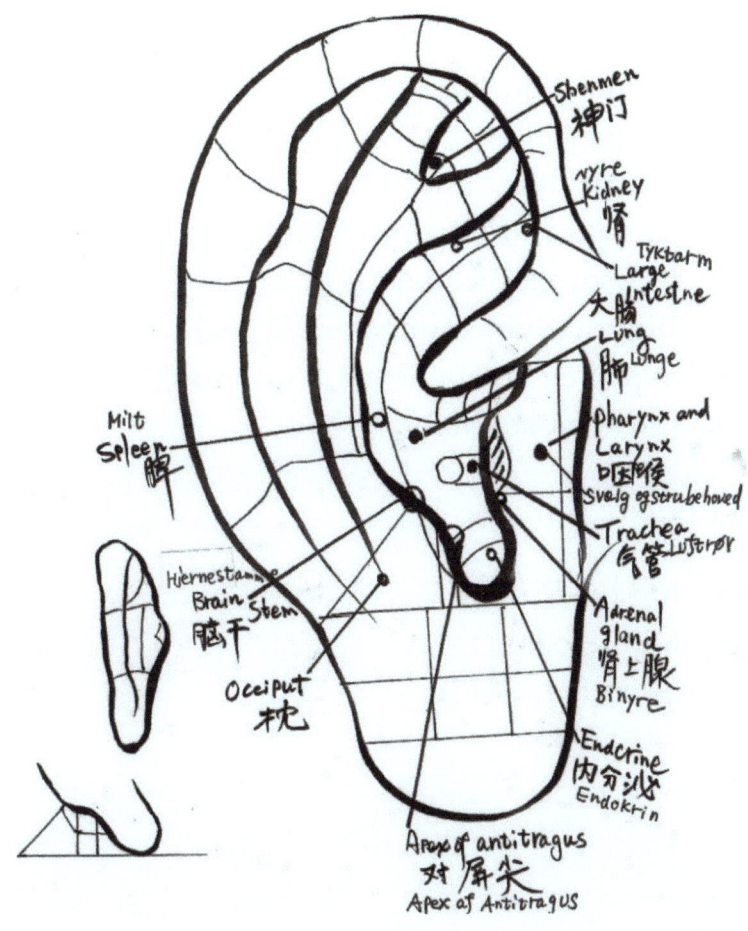

*Svælg og strubehoved (Yanhou 咽喉)… skjult

(6) Hoste (Kesou 咳嗽)

Hovedpunkter

- Mund (Kou 口)
- Lunge (fei 肺)
- Luftrør (Qiguan 气管)
- Endokrin (Neifenmi 内分泌)
- Subcortex (Pizhixia 皮质下)
- Binyre (Shenshangxian 肾上腺)
- Svælg og strubehoved (Yanhou 咽喉)
- Indre næse (Neibi 内 鼻)

Sekundære punkter

- Nyre (Shen 肾)
- Milt (Pi 脾)
- Shenmen (神门)

(6) Hoste (Kesou 咳嗽)

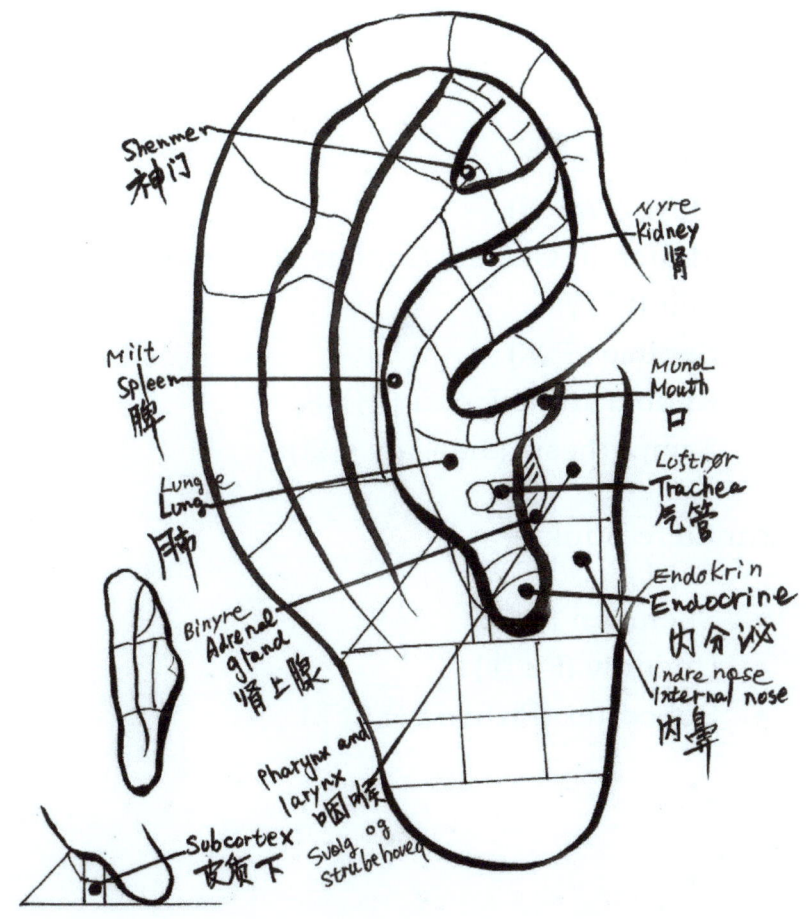

*Subcortex (Pizhixia 皮质下) … skjult

Afsnit 2. Sygdomme i fordøjelsessystemet (1) Hepatitis (Ganyan 肝炎)

Hovedpunkter

- Lever (Gan 肝)
- Mave (Wei 胃)
- Midten af Øverste Concha (Tingzhong 艇中)
- Milt (Pi 脾)
- Sanjiao (三焦)
- Endokrin (Neifenmi 内分泌)
- Sympathesis (Jiaogan 交感)

Sekundære punkter

- Shenmen (神门)
- Underliv (Fu 腹)
- Subcortex (Pizhixia 皮质下)

(1) Hepatitis (Ganyan 肝炎)

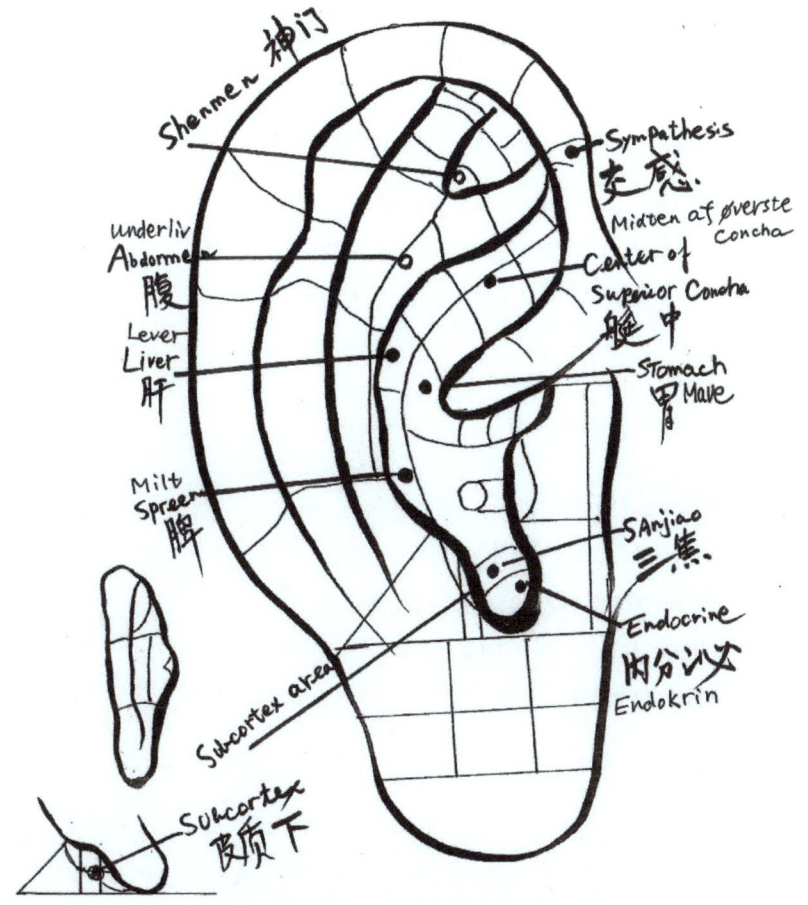

*Subcortex (Pizhixia 皮质下) … skjult
*Sympathesis (Jiaogan 交感)… skjult

(2) Hikke (Eni 呃逆)

Hovedpunkter

- Lever (Gan 肝)
- Øre center (Erzhong 耳中)
- Spiserør (Shidao 食道)
- Rod af Ørevagus (Ermigen 耳迷根)
- Sympathesis (Jiaogan 交感)

Sekundære punkter

- Mave (Wei 胃)
- Shenmen (神门)
- Tyktarm (Dachang 大肠)
- Endokrin (Neifenmi 内分泌)
- Milt (Pi 脾)

(2) Hikke (Eni 呃逆)

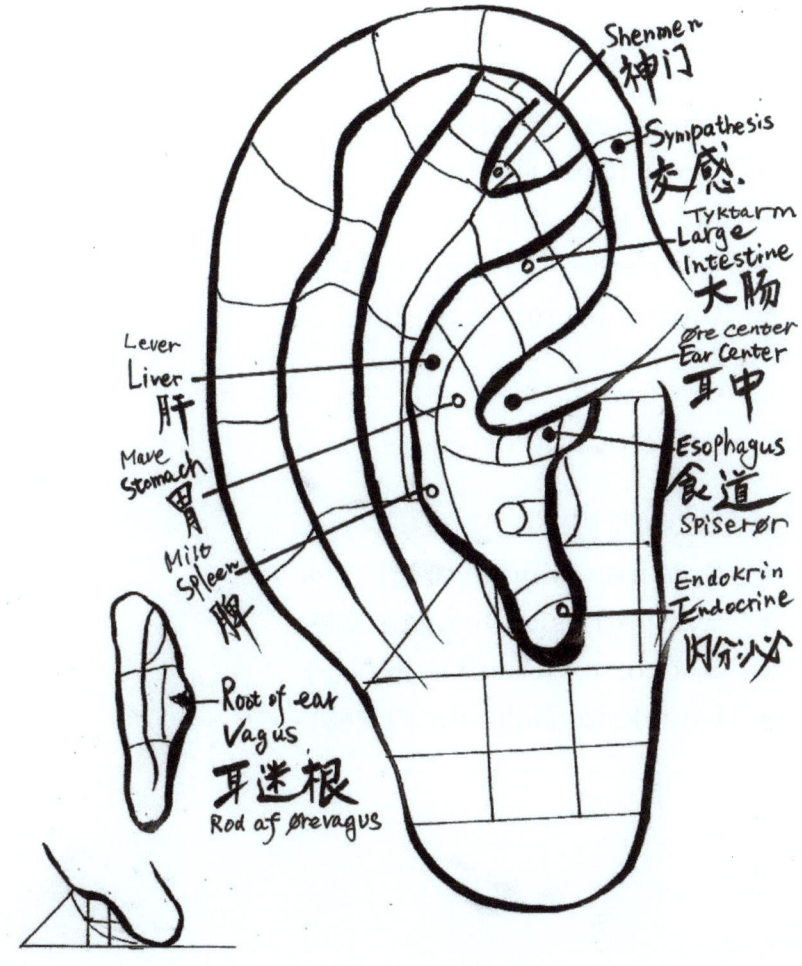

Shenmen 神门
Sympathesis 交感
Tyktarm Large Intestine 大肠
Øre center Ear Center 耳中
Esophagus 食道 Spiserør
Endokrin Endocrine 内分泌
Lever Liver 肝
Mave Stomach 胃
Milt Spleen 脾
Root of ear Vagus 耳迷根 Rod af ørevagus

*Sympathesis (Jiaogan 交感)... skjult

(3) Kvalme og opkast (Exinoutu 恶心呕吐)

Hovedpunkter

- Shenmen (神门)
- Lever (Gan 肝)
- Mave (Wei 胃)
- Øre center (Er zhong 耳中)
- Cardia (Benmen 贲门)

Sekundære punkter

- Milt (Pi 脾)
- Spiserør (Shidao 食道)
- Sympathesis (Jiaogan 交感)
- Subcortex (Pizhixia 皮质下)
- Endokrin (Neifenbi 内分泌)

(3) Kvalme og opkast (Exinoutu 恶心呕吐)

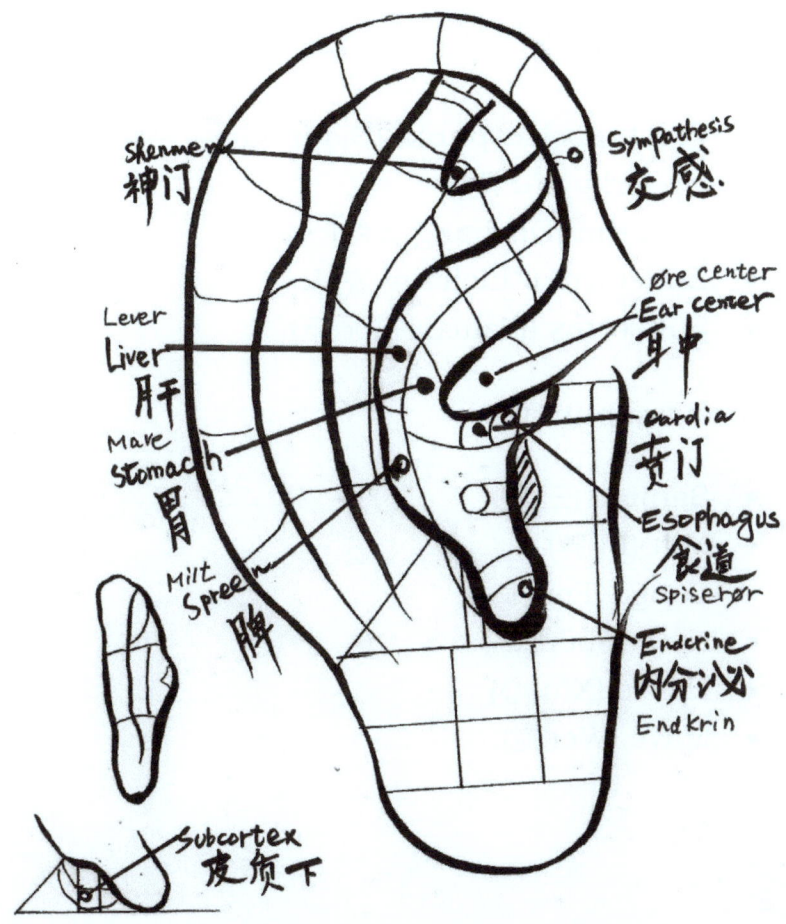

*Subcortex (Pizhixia 皮质下) … skjult
*Sympathesis (Jiaogan 交感)… skjult

(4) Forstoppelse (Bianmi 便秘)

Hovedpunkter

- Forstoppelsespunkt (Bianmidian 便秘点)
- Underliv (Fu 腹)
- Tyktarm (Dachang 大肠)
- Endetarm (Zhichang 直肠)
- Subcortex (Pizhixia 皮质下)

Sekundære punkter

- Sanjiao (三焦)
- Milt (Pi 脾)
- Lunge (Fei 肺)
- Nyre (Shen 肾)
- Hjerte (Xin 心)
- Mave (Wei 胃)

(4) Forstoppelse (Bianmi 便秘)

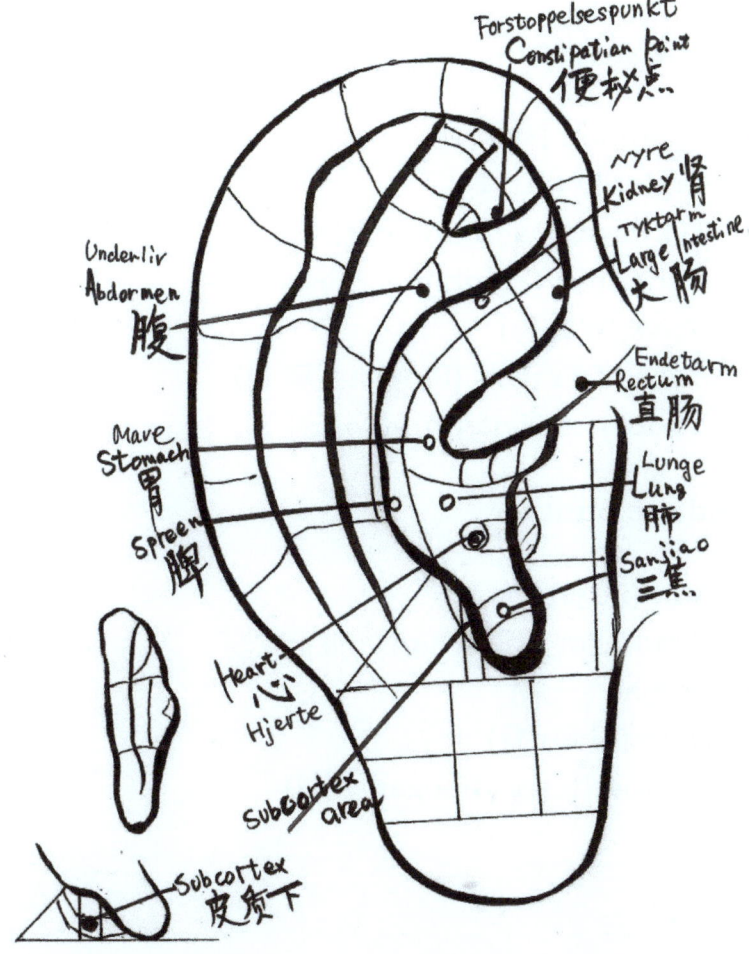

Forstoppelsespunkt
Constipation point
便秘点

Nyre
Kidney 肾

Tyktarm
Large Intestine
大肠

Underliv
Abdormen
腹

Endetarm
Rectum
直肠

Mave
Stomach
胃

Lunge
Lung
肺

Spreen
脾

Sanjiao
三焦

Heart
心
Hjerte

Subcortex
areal

Subcortex
皮质下

*Subcortex (Pizhixia 皮质下) … skjult

(5) Diarré (Fuxie 腹泻)

Hovedpunkter

- Shenmen (神 门)
- Underliv (Fu 腹)
- Tyktarm (Dachang 大肠)
- Endetarm (Zhichang 直肠)
- Mave (Wei 胃)
- Apex af Tragus (Pingjian 屏 尖)
- Endokrin (Neifenmi 内分泌)

Sekundære punkter

- Milt (Pi 脾)
- Tyndtarm (Xiaochan 小肠)
- Sanjao (三焦)
- Nyre (Shen 肾)
- Sympathesis (Jiaogan 交感)

(5) Diarré (Fuxie 腹泻)

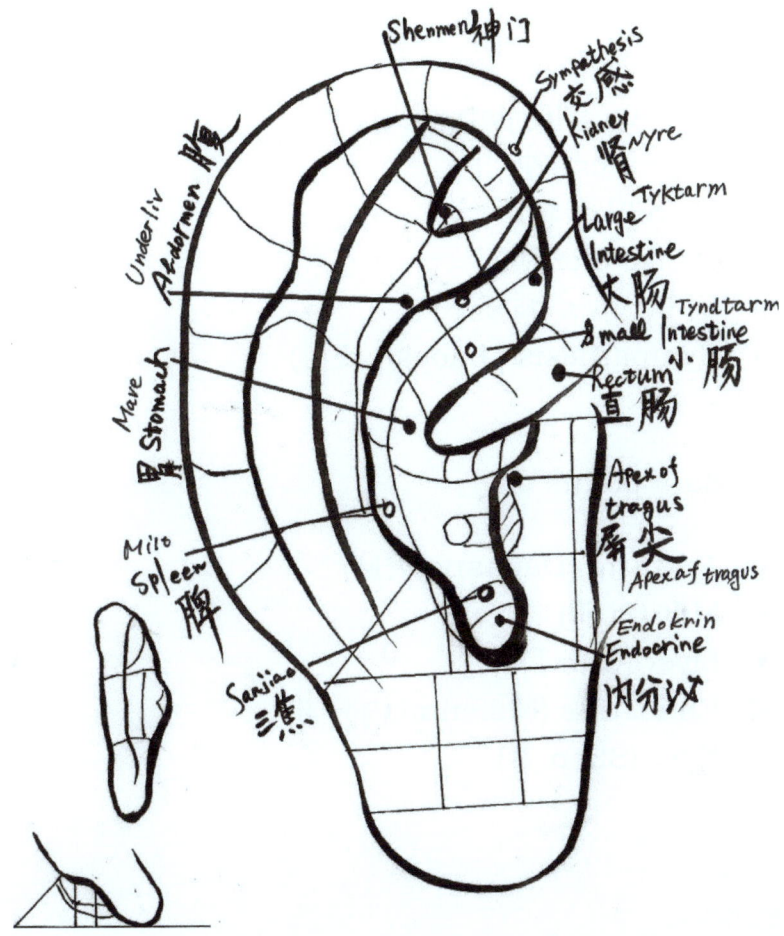

*Sympathesis (Jiaogan 交感)... skjult

(6) Gastritis (Weiyan 胃炎)

Main points

- Øre Apex (Erjian 耳尖)
- Shenmen (神门)
- Mave(Wei 胃)
- Lunge (Fei 肺)
- Subcortex (皮质下)
- Sympathesis (Jiaogan 交感)

Secondary points

- Tyktarm (Dachang 大肠)
- Milt (Pi 脾)
- Liver (Gan 肝)
- Endocrine (Neifenmi 内分泌)
- Nyre (Shen 肾)

(6) Gastritis (Weiyan 胃炎)

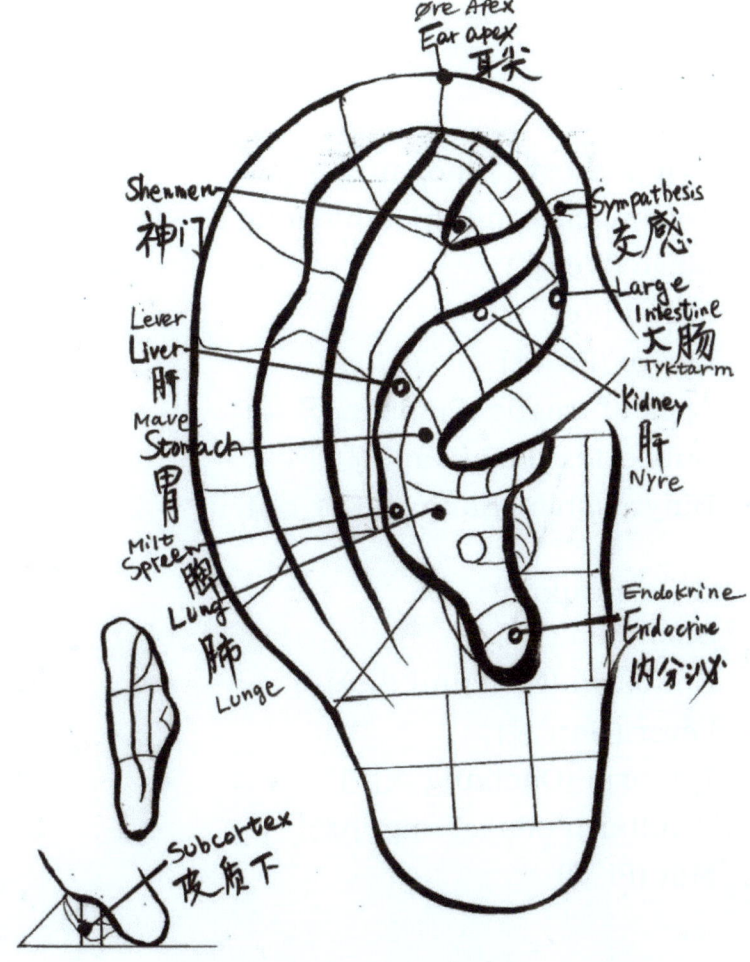

*Subcortex (Pizhixia 皮质下) … skjult
*Sympathesis (Jiaogan 交感)… skjult

(7) Gastritis og Tolvfingertarm (Weiyan he shierzhichang kuiyang 胃，十二指肠肠溃疡)

Hovedpunkter

- Sympathesis (Jiaogan 交感)
- Tolvfingertarm (Shierzhichang 十二指肠)
- Mave (Wei 胃)
- Mund (Kou 口)
- Lunge (Fei 肺)
- Apex af tragus (Pingjian 屏尖)
- Subcortex (Pizhixia 皮质下)
- Binyre (shenshangxian 肾上腺)

Sekundære punkter
- Shenmen (神门)
- Endokrin (Neifenmi 内分泌)
- Lever (Gan 肝)
- Tyktarm (Dachang 大肠)
- Tyndtarm (xiaochang 小肠)
- Milt (Pi 脾)

(7) Gastritis og Tolvfingertarm (Weiyan he shierzhichang kuiyang 胃，十二指肠肠溃疡)

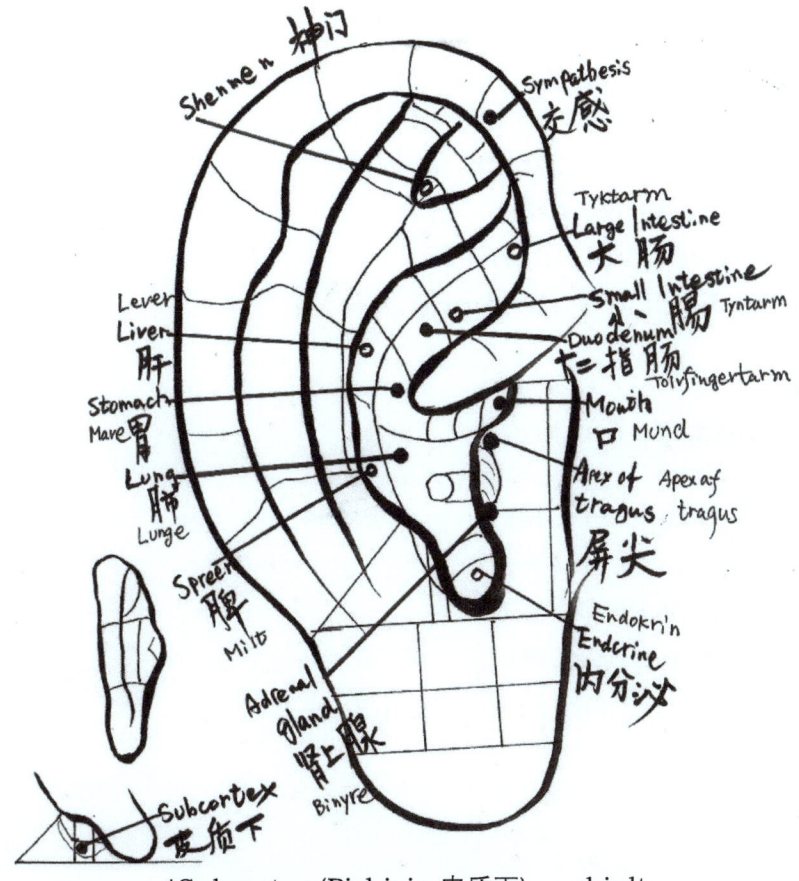

*Subcortex (Pizhixia 皮质下) ... skjult
*Sympathesis (Jiaogan 交感) ... skjult

(8) Kronisk Cholecystitis (Manxing dannangyan 慢性胆囊炎)

Hovedpunkter

- Sympathesis (Jiaogan 交感)
- Bugspytkirtel og Galdeblære (胰胆)
- Lever (Gan 肝)
- Mund (Kou 口)
- Endokrin (Neifenmi 内分泌)

Sekundære punkter

- Sanjiao (三焦)
- Shenmen (神门)
- Milt (Pi 脾)
- Mave (Wei 胃)
- Rod af Ørevagus (Ermigen 耳迷根)

(8) Kronisk Cholecystitis (Manxing dannangyan 慢性胆囊炎)

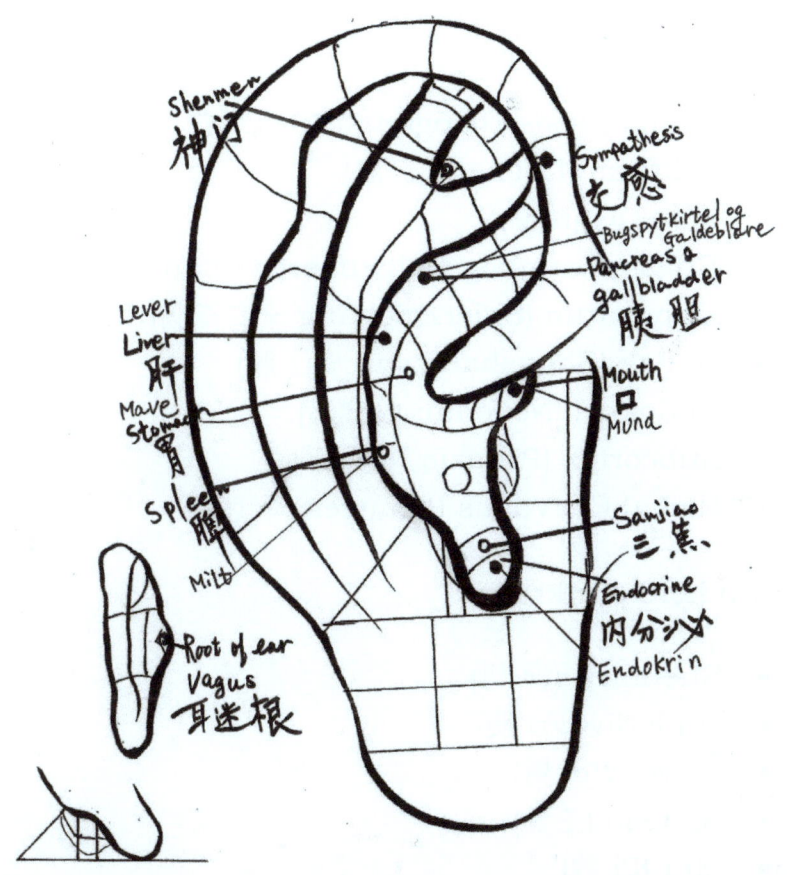

*Sympathesis (Jiaogan 交感)… skjult

(9) Cholelithiasis, Galdesten (Danshizheng 胆石症)

Hovedpunkter

- Sympathesis (Jiaogan 交感)
- Tyktarm (Dachang 大肠)
- Lever (Gan 肝)
- Bugspytkirtel og Galdeblære (Yidan 胰 胆)
- Duodenum (Shierzhichang 十二指肠)
- Binyre (Shenshangxian 肾上腺)
- Endokrin (Neifenmi 内分泌)
- Subcortex (Pizhixia 皮质 下)
- Rod af ØreVagus (Ermigen 耳 迷 根)

Sekundære punkter

- Shenmen (神 门)
- Underliv (Fu 腹)
- Mave (Wei 胃)
- Sanjiao (三焦)
- Milt (Pi 脾)

(9) Cholelithiasis, Galdestenlstone (Danshizheng 胆石症)

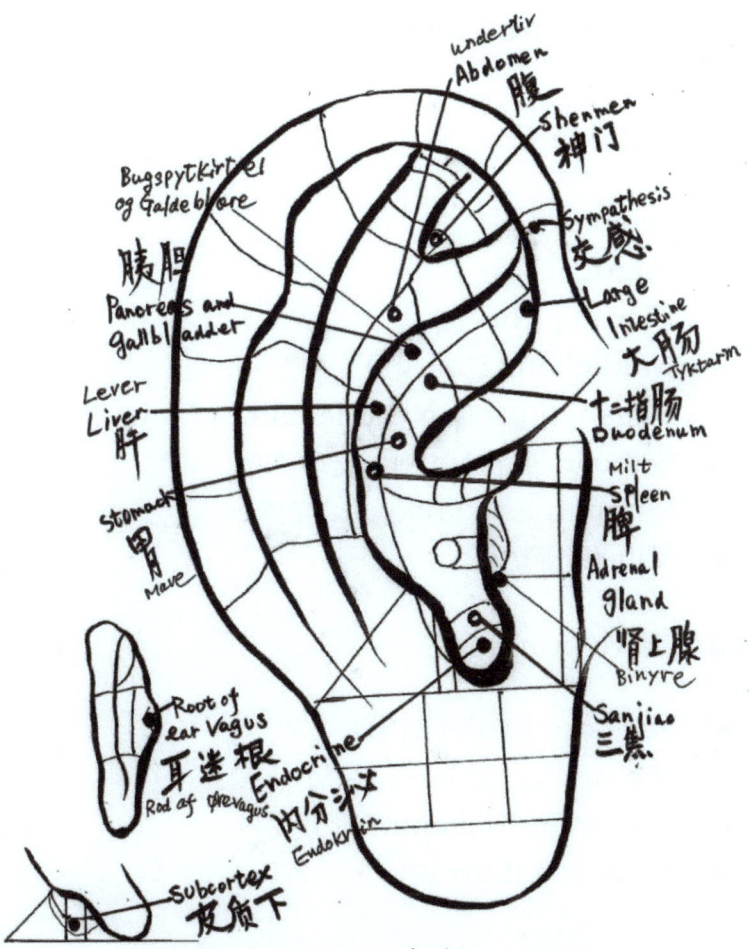

*Subcortex (Pizhixia 皮质下) … skjult
*Sympathesis (Jiaogan 交感)… skjult

Section 3. Neurotisk and Psykiske sygdomme
(1) Hovedpine (Toutong 头痛)

Hovedpunkter

- Shenmen (神门)
- Pande (E 额)
- Tinding (Nie 颞)
- Nakkeben (Zhen 枕)
- bugspytkirtel og Galdeblære (Yidan 胰胆)
- Subcortex (Pizhixia 皮质下)
- Sympathesis (Jiaogan 交感)
- Milt (Pi 脾)

Sekundære punkter

- Ydre øre (Waier 外耳)
- Blære (Pangguang 膀胱)
- Endokrin (Neifenmi 内分泌)
- Helix 1-4 (Lun 轮)

(1) Hovedpine (Toutong 头痛)

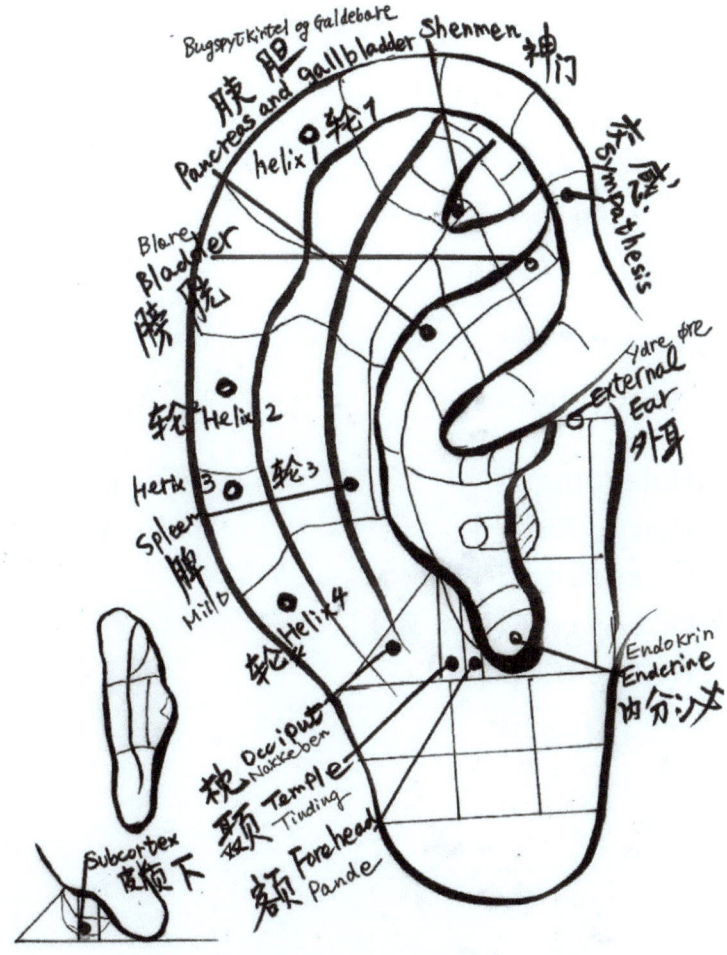

*Subcortex (Pizhixia 皮质下) … skjult
*Sympathesis (Jiaogan 交感)… skjult

(2) Migræne (Piantoutong 偏头痛)

Hovedpunkter

- Pande (E 额)
- Nakkeben (Zhen 枕)
- Hjerne (Nao 脑)

Sekundære punkter

- Hals (Jing 颈)
- Hjerte (Xin 心)
- Lever (Gan 肝)
- Øre Apex (Erjian 耳尖)
- Helix 6 (Lun 轮)

(2) Migræne (Piantoutong 偏头痛)

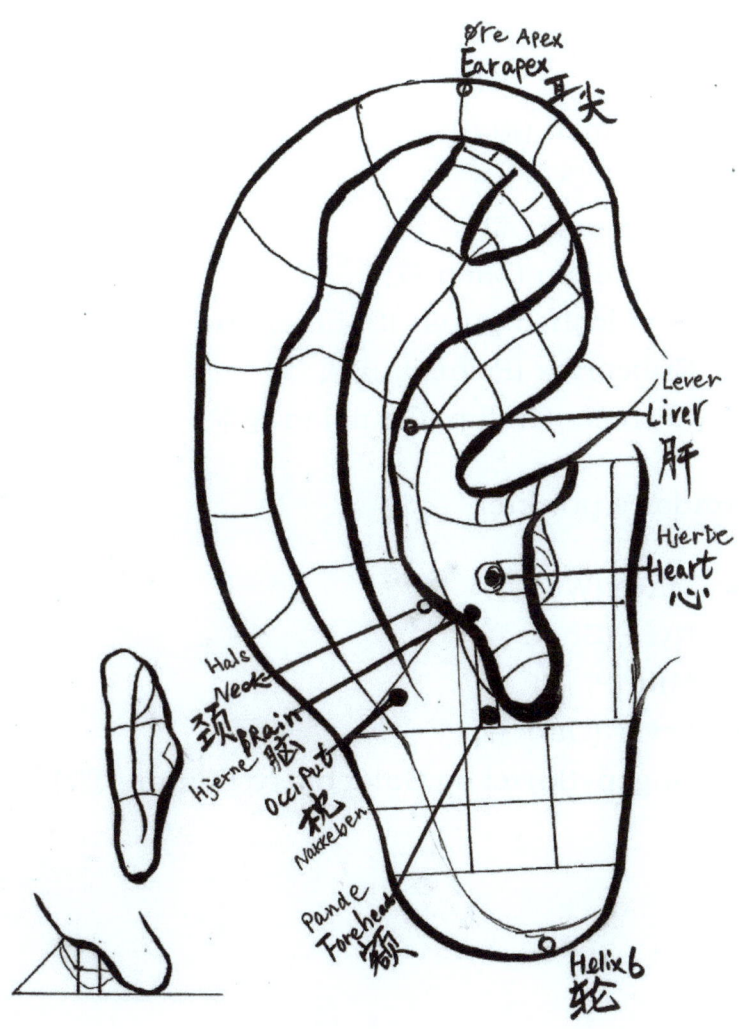

(3) Søvnløshed (Shimian 失眠)

Hovedpunkter

- Shenmen (神 门)
- Hjerte (Xin 心)
- Sanjiao (三焦)
- Nakkeben (Zhen 枕)
- Søvnløshed punkt (Shimianxue 失眠穴)
- Subcortex (Pizhixia 皮质 下)
- Forreste Øreflip (Chuiqian 垂前)

Sekundære punkter

- Mave (Wei 胃)
- Nyre (Shen 肾)
- Milt (Pi 脾)
- Lever (Gan 肝)
- Bugspytkirtel og Galdeblære (Yidan 胰胆)

(3) Søvnløshed (Shimian 失眠)

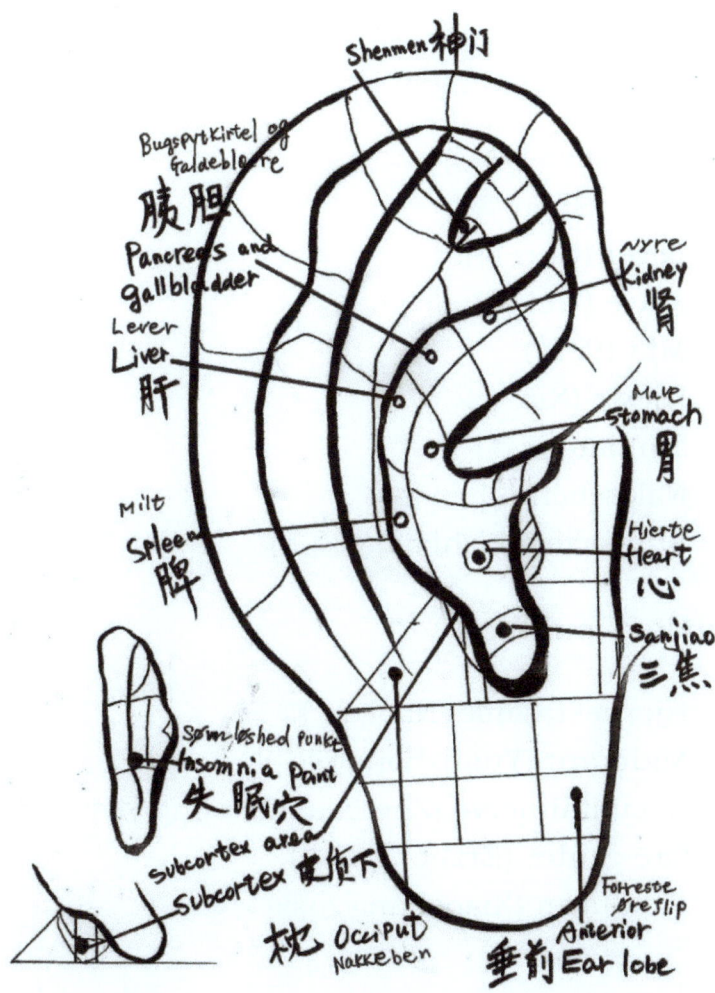

*Subcortex (Pizhixia 皮质下) … skjult

(4) Epilepsi (Dianxian 癫痫)

Hovedpunkter

- Shenmen (神门)
- Nyre (Shen 肾)
- Lever (Gan 肝)
- Mave (Wei 胃)
- Milt (Pi 脾)
- Hjerte (Xin 心)
- Sanjiao (三焦)
- Nakkeben (Zhen 枕)
- Subcortex (Pizhixia 皮质下)

Sekundære punkter

- Hjernestamme (Naogan 脑干)
- Midtkant (Yuanzhong 缘中)
- Occipital nerve (Zhenxiaoshenjing 枕小神经)
- Øre center (Erzhong 耳中)
- Tyndtarm (Xiaochang 小肠)

(4) Epilepsi (Dianxian 癫痫)

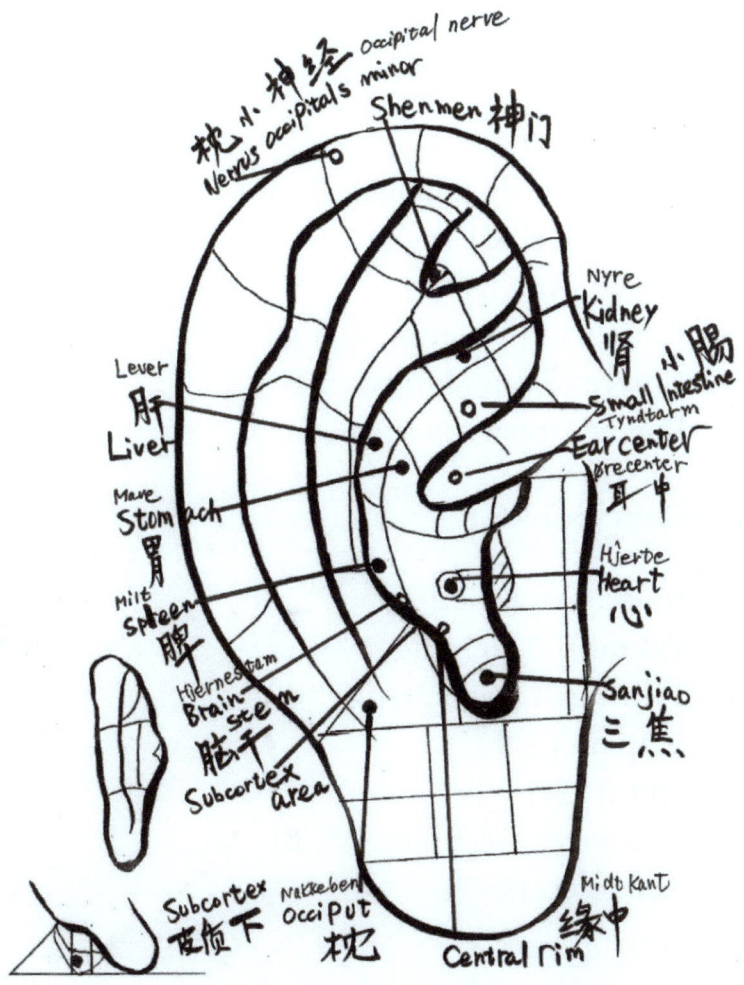

*Subcortex (Pizhixia 皮质下) ... skjult

(5) Hyperhidrose (Duohanzheng 多汗症)

Hovedpunkter

- Sympathesis (Jiaogan 交感)
- Lunge (Fei 肺)
- Hjerte (Xin 心)
- Endokrin (Neifenmi 内分泌)
- Binyre (Shenshangxian 肾上腺)
- Rod af Ørevagus (Ermigen 耳迷根)

Sekundære punkter

- Nakkeben (Zhen 枕)
- Tyktarm (Dachang 大肠)
- Tyndtarm (Xiaochang 小肠)
- Sanjiao (三焦)
- Milt (Pi 脾)
- Subcortex (Pizhixia 皮质下)
- Shenmen (神门)

(5) Hyperhidrose (Duohanzheng 多汗症)

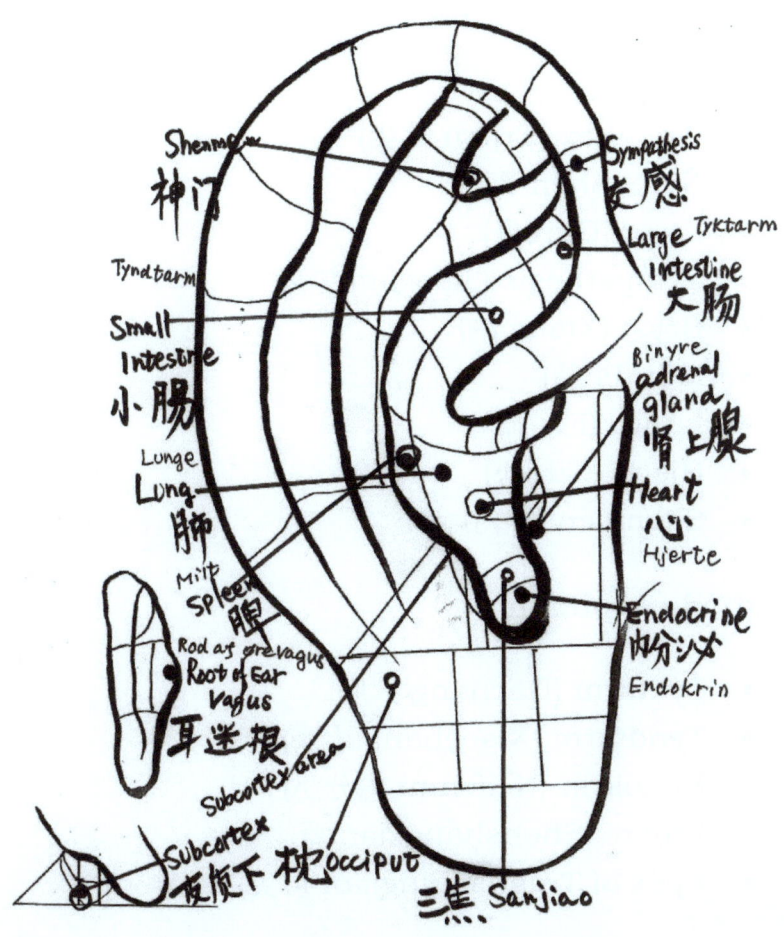

*Subcortex (Pizhixia 皮质下) … skjult
*Sympathesis (Jiaogan 交感)… skjult

(6) Brystsmerter (Xiongtong 胸痛)

Hovedpunkter

- Øre Apex (Erjian 耳尖)
- Nyre (Shen 肾)
- Lever (Gan 肝)
- Sympathesis (Jiaogan 交感)
- Bryst (Xiong 胸)
- Milt (Pi 脾)
- Lunge (Fei 肺)
- Hjerte (Xin 心)
- Shenmen (神门)

Sekundære punkter

- Tyktarm (Dachang 大肠)
- Tyndtarm (Xiaochang 小肠)
- Endokrin (Neifenmi 内分泌)
- Binyre (Shenshangxian 肾上腺)
- Apex af Tragus (Pingjian 屏尖)

(6) Brystsmerter (Xiongtong 胸痛)

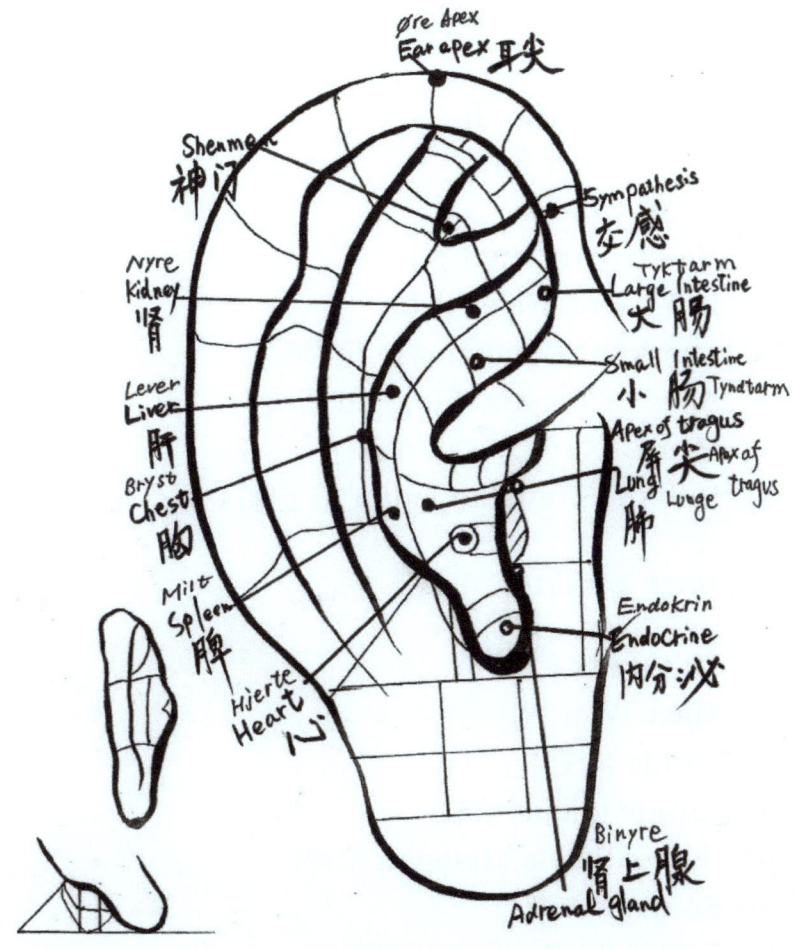

*Sympathesis (Jiaogan 交感)… skjult

(7) Svimmelhed, svimmel (Xuan yun 眩晕)

Hovedpunkter

- Shenmen (神 门)
- Nyre (Shen 肾)
- Lever (Gan 肝)
- Nakkeben (Zhen 枕)
- Indre Øre (Neier 内耳)
- Midtkant (Yuanzhong 缘 中)
- Apex af Tragus (Pingjian 屏尖)
- Hjerte (Xin 心)
- Binyre (Shenshangxian 肾上腺)

Sekundære punkter

- Milt (Pi 脾)
- Mave (Wei 胃)
- Pande (E 额)
- Knude (Jiejie 结节)
- Sympathesis (Jiaogan 交感)
- Sanjiao (三焦)
- Endokrin (Neifenmi 内分泌)

(7) Svimmelhed, svimmel (Xuan yun 眩晕)

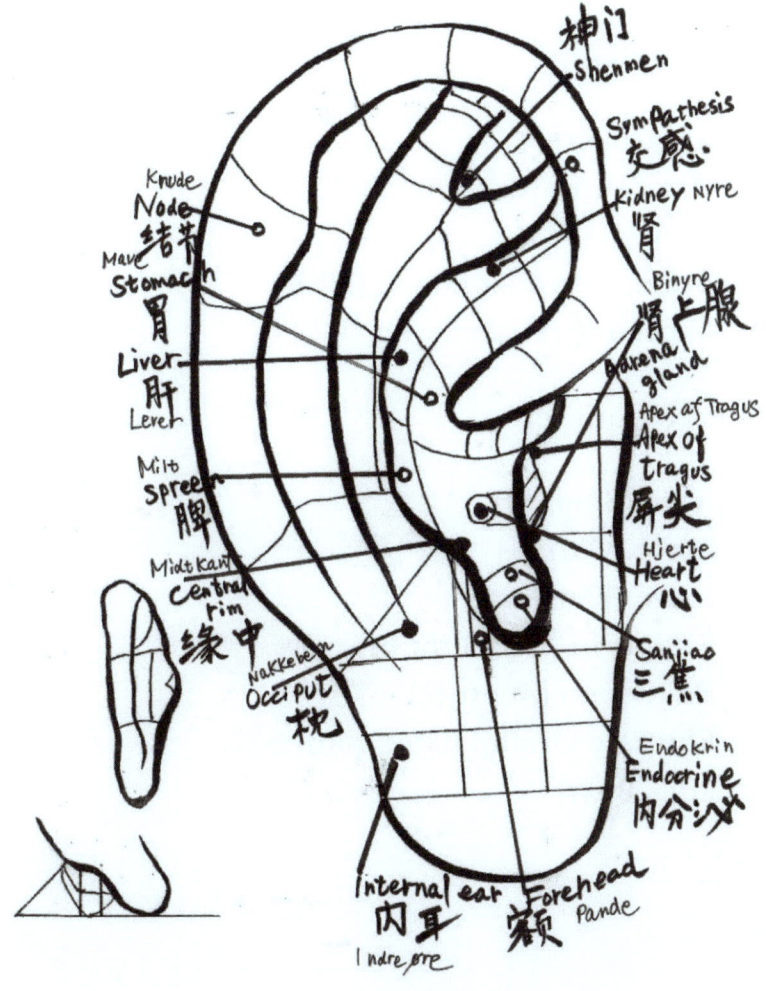

*Sympathesis (Jiaogan 交感)... skjult

(8) Neurosism (Shenjingshuairuo 神经衰弱)

Hovedpunkter

- Shenmen (神门)
- Øre center (Erzhong 耳中)
- Hjerte (Xin 心)
- Subcortex (Pizhixia 皮质下)
- Midtkant (Yuanzhong 缘中)

Sekodære punkter

- Nyre (Shen 肾)
- Lever (Gan 肝)
- Mave (Wei 胃)
- Endokrin (Neifenmi 内分泌)
- Nakkeben (Zhen 枕)
- Forreste Øreflip (Chuiqian 垂前)
- Milt (Pi 脾)

(8) Neurosism (Shenjingshuairuo 神经衰弱)

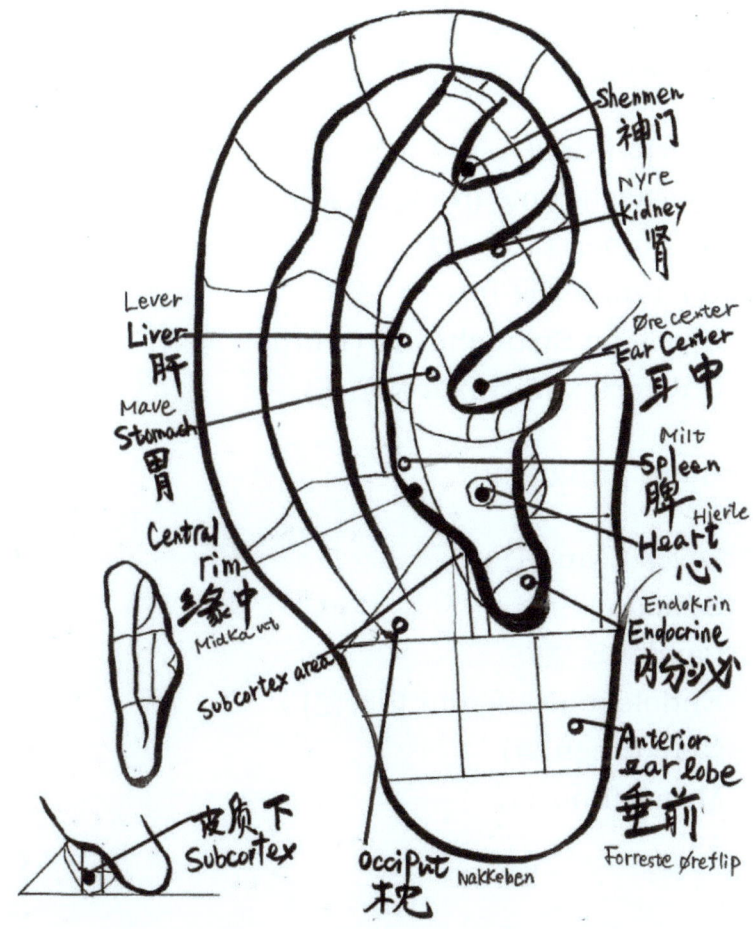

*Subcortex (Pizhixia 皮质下) … skjult

(9) Hysteria (Xiesidili 歇斯底里)

Hovedpunkter

- Hjerte (Xin 心)
- Hjernestamme (Naogan 脑干)
- Nakkeben (Zhen 枕)
- Shenmen (神门)
- Svælg og Strubehoved (Yanhou 咽喉)
- Subcortex (Pizhixia 皮质下)

Sekundære punkter

- Lever (Gan 肝)
- Sanjiao (三焦)
- Pande (E 额)
- Endokrin (Neifenmi 内分泌)
- Nyre (Shen 肾)
- Mund (Kou 口)

(9) Hysteria (Xiesidili 歇斯底里)

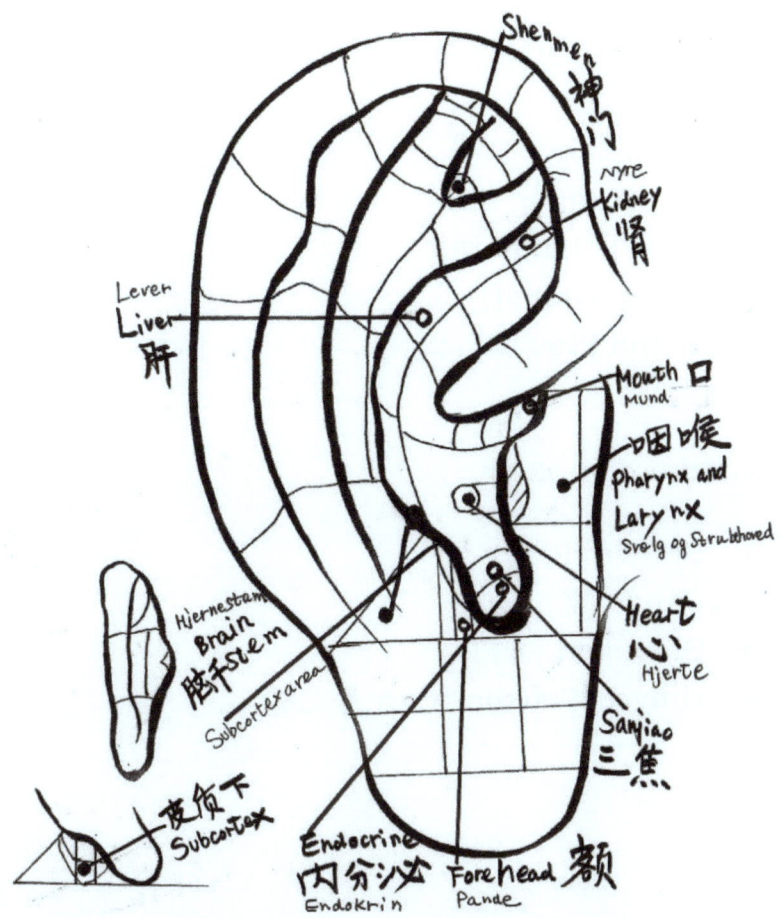

*Subcortex (Pizhixia 皮质下) … skjult

•Svælg og Strubehoved (Yanhou 咽喉)… skjult

(10) Ansigtsneuritis (Mianshenjingyan 面神经炎)

Hovedpunkter

- Øje (Yanjing 眼睛)
- kind (Mianjia 面颊)
- Lever (Gan 肝)
- Mund (Kou 口)

Sekundære punkter

- Spreen (Pi 脾)
- Pande (额)
- Shenmen (神门)
- Binyre (Senshanxian 肾上腺)

(10) Ansigtsneuritis (Mianshenjingyan 面神经炎)

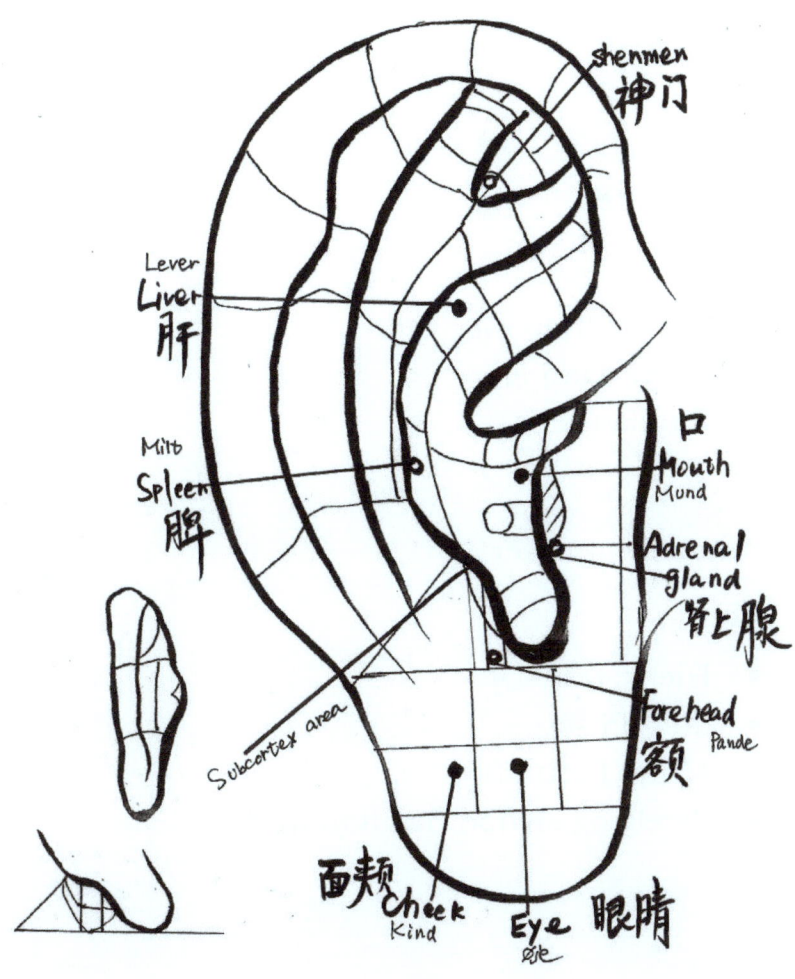

shenmen
神门

Lever
Liver
肝

Milb
Spleen
脾

口
Mouth
Mund

Adrenal
gland
肾上腺

Forehead
额
Pande

Subcortex area

面颊
Cheek
Kind

Eye
øje

眼睛

(11) Efterfølgere af Cerebrovasculkar ulykke (Naoxieguanywaihoouyizheng 脑血棺意外后遗症)

Hovedpunkter

- Hjerne (Nao 脑)
- Lever (Gan 肝)
- Sanjiao (三焦)

Sekundære punkter

- Hjerte (Xin 心)
- Milt (Pi 脾)
- Mund (Kou 口)
- Svælg og strube (Yanhou 咽喉)

(11) Efterfølgere af Cerebrovasculkar ulykke (Naoxieguanywaihoouyizheng 脑血棺意外后遗症)

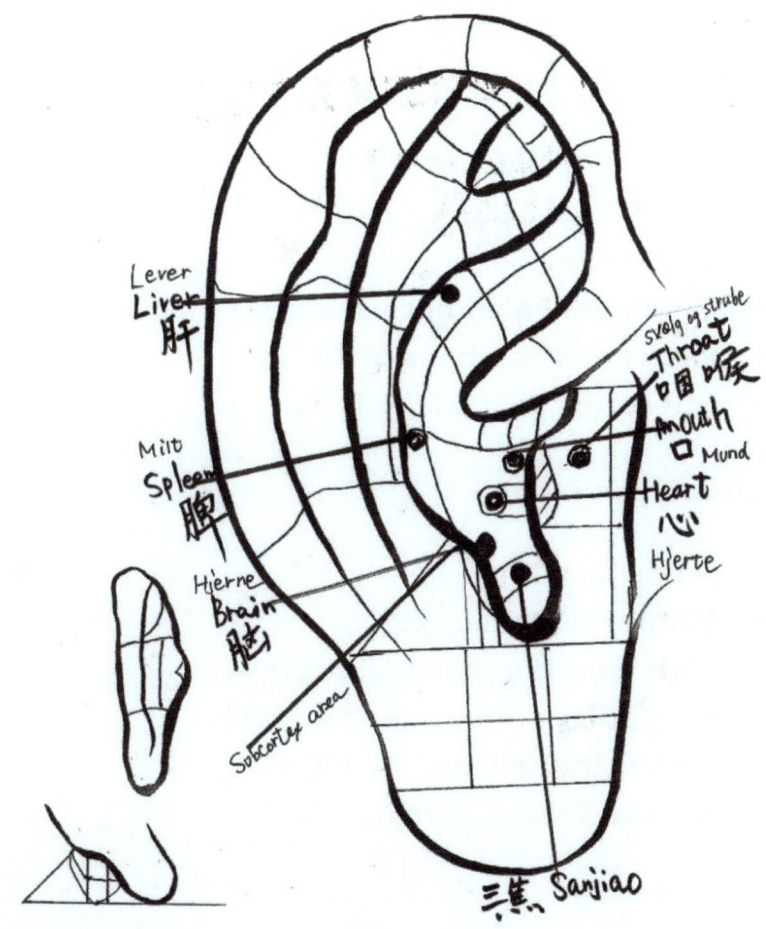

*Svælg og strube (Yanhou 咽喉)... skjult

Section 4 Urogenital System Diseases

(1) Enuresis (Yiniao 遗尿)

Hovedpunkter

- Blære (Pangguang 膀胱)
- Nyre (Shen 肾)
- Lever (Gan 肝)
- Binyre (Shenshangxian 肾上腺)
- Øre center (Erzhong 耳中)
- Subcortex (Pizhixia 皮质下)

Sekundære punkter

- Nakkeben (Zhen 枕)
- Urinrør (Niaodao 尿道)
- Midt kant (Yuanzhong 缘中)
- Excitation punkt (Xingfen 兴奋)
- Endokrin (Neifenmi 内分泌)
- Apex af Tragus (Pingjian 屏尖)

(1) Enuresis (Yiniao 遗尿)

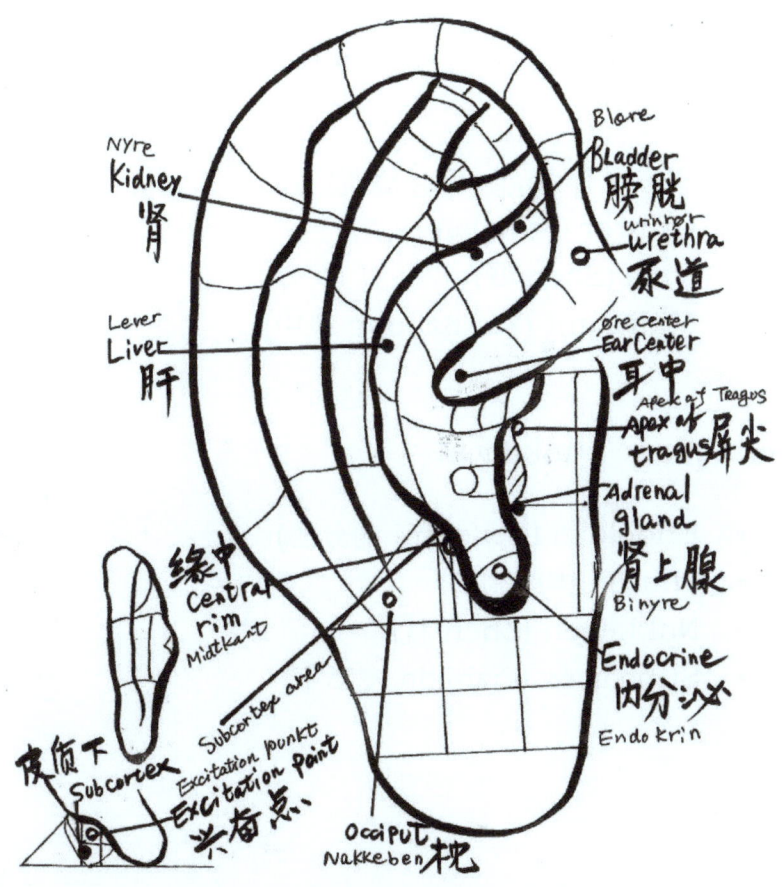

*Subcortex (Pizhixia 皮质下) … skjult

* Excitation point (Xingfendian 兴奋点)… skjult

(2) Hyppig vandladning (Niaopin 尿频)

Hovedpunkter

- Blære (Pangguang 膀胱)
- Urinrør (Niaodao 尿道)
- Nyre (Shen 肾)
- Midt kant (Yuanzhong 缘中)

Sekundære punkter

- Endokrin (Neifenmi 内分泌)
- Milt (Pi 脾)
- Nakkeben (Zhen 枕)
- Subcortex (Pizhixia 皮质下)

(2) Hyppig Vandladning (Niaopin 尿频)

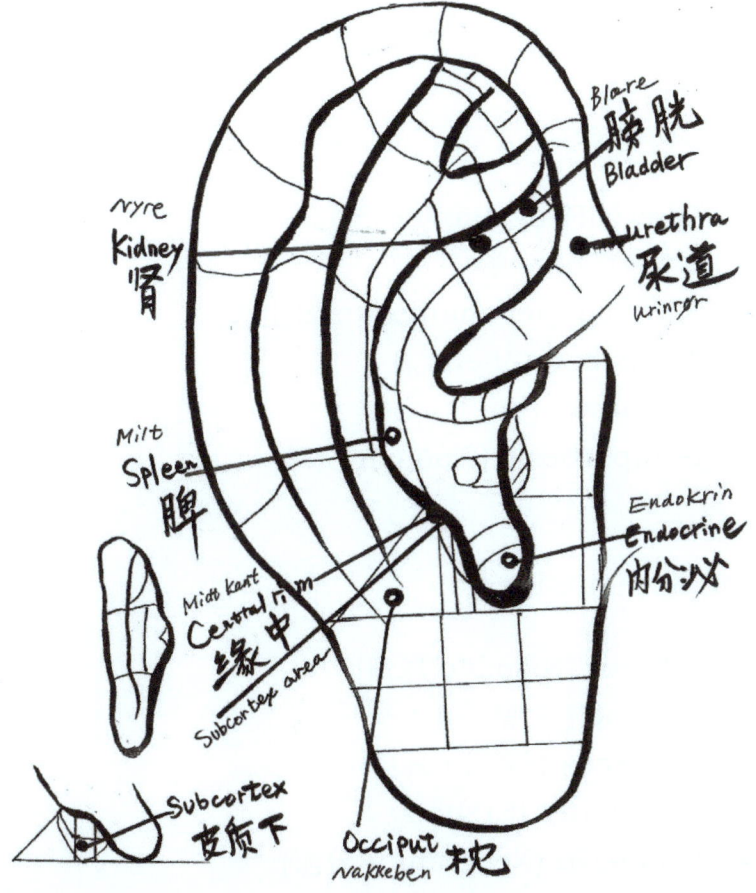

*Subcortex (Pizhixia 皮质下) ... skjult

(3) Blærebetændelse (Pangguangyan 膀胱炎)

Hovedpunkter

- Blære (Pangguang 膀胱)
- Nyre (Shen 肾)
- Binyre (Shenshangxian 肾上腺)
- Nakkeben (Zhen 枕)
- Shenmen (神 门)
- Sympathesis (Jiaogan 交感)

Sekundære punkter

- Urinrør (Niaodao 尿道)
- Sanjiao (三焦)
- Øre Apex (Erjian 耳尖)
- Øre center (Erzhong 耳中)
- Endokrin (Neifenmi 内分泌)

(3) Blærebetændelse (Pangguangyan 膀胱炎)

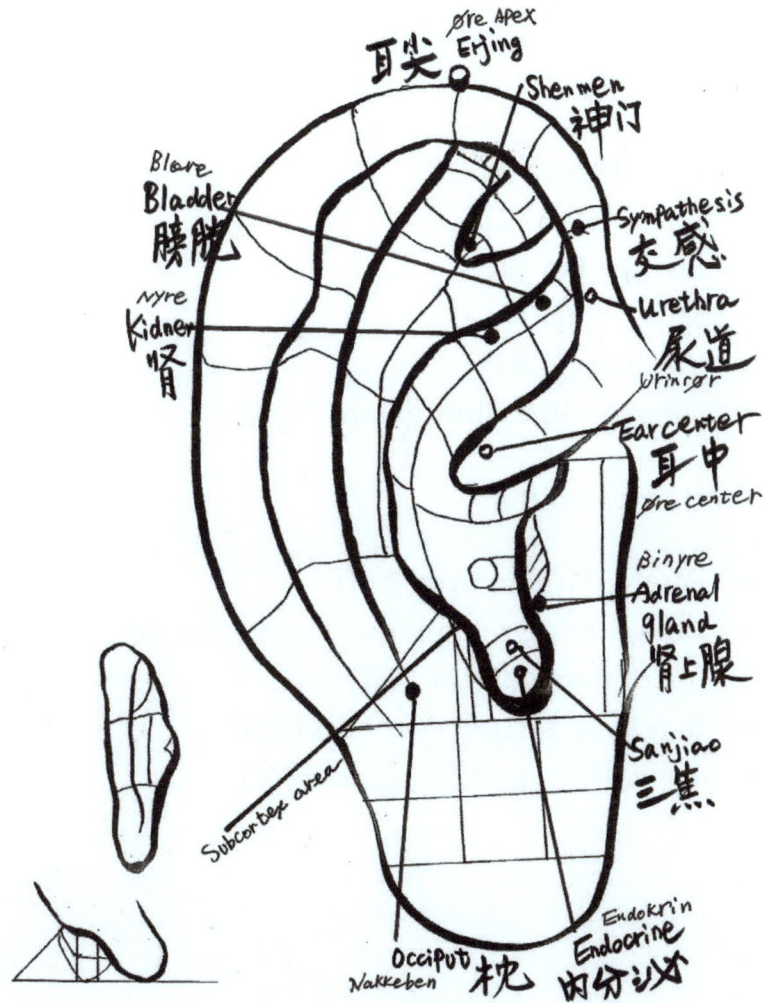

*Sympathesis (Jiaogan 交感)… skjult

(4) Ødem (Fuzhong 浮肿)

Hovedpunkter

- Nyre (Shen 肾)
- Lever (Gan 肝)
- Lunge (Fei 肺)
- Milt (Pi 脾)
- Sanjiao (三焦)
- Binyre (Shenshangxian 肾上腺)

Sekundære punkter

- Blære (Pangguang 膀胱)
- Vinkel på øvre concha (Tingjiao 艇角)
- Indre næse (Neibi 内鼻)
- Svælg og strube (Yanhou 咽喉)
- Apex af Tragus (Pingjian 屏尖)

(4) Ødem (Fuzhong 浮肿)

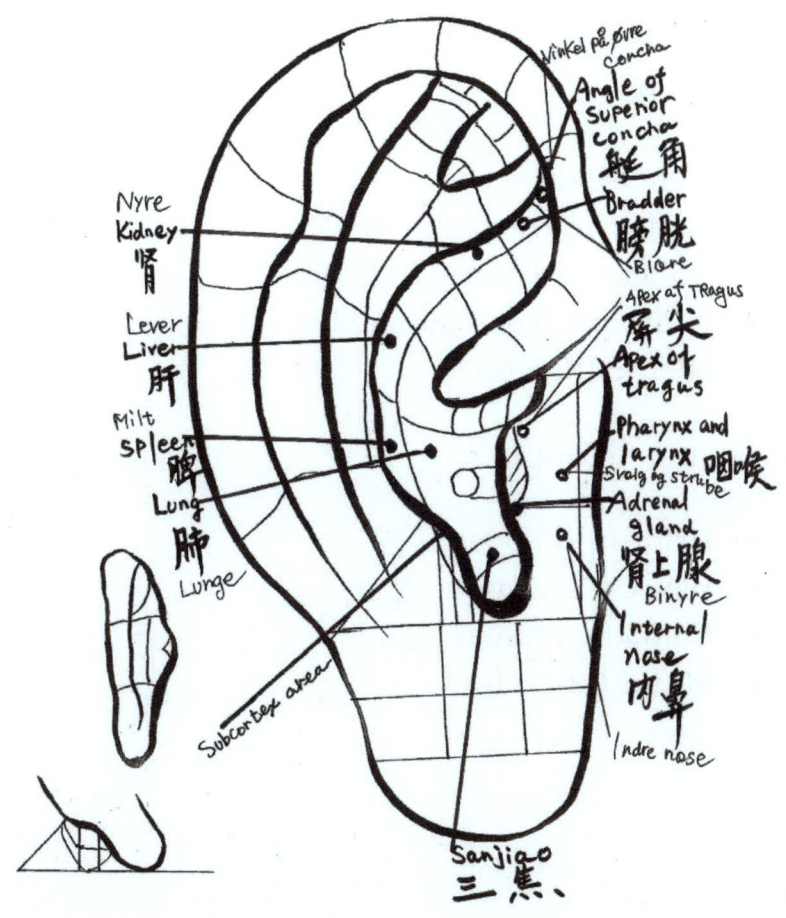

(5) Diabetes Insipidus (Niaobengzheng 尿崩症)

Hovedpunkter

- Nyre (Shen 肾)
- Endokrin (Neifenmi 内分泌)
- Subcortex (Pizhixia 皮质下)
- Midtkant (Yuanzhong 缘中)
- Hjerne (Nao 脑)

Sekundære punkter

- Urinrør (Niaodao 尿道)
- Blære (Pangguang 膀胱)
- Nakkeben (Zhen 枕)
- Mund (Kou 口)

(5) Diabetes Insipidus (Niaobengzheng 尿崩症)

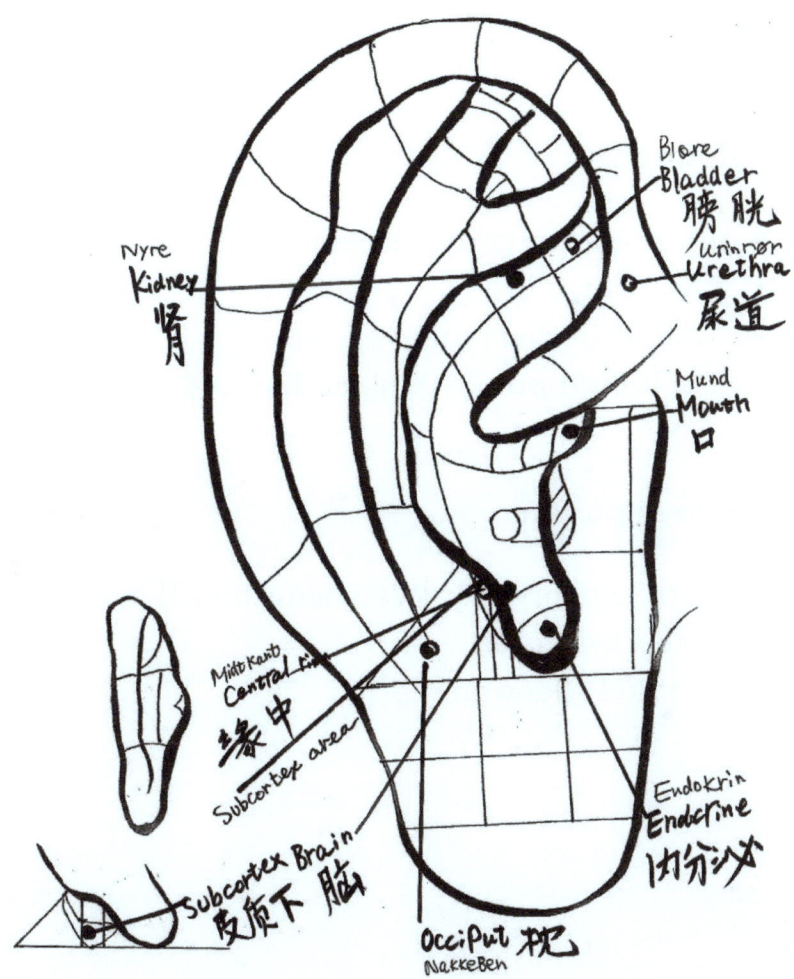

*Subcortex (Pizhixia 皮质下) … skjult

(6) Mandlig infertilitet (Nanxingburen 男性不妊)

Hovedpunkter

- Indre kønsorganer (Neishengzhiqi 内生殖器)
- Nyre (Shen 肾)
- Endokrin (Neifenmi 内分泌)
- Excitation punkt (Xingfendian 兴奋点)

Sekundære punkter

- Ydre kønsorganer (Waishengzhiqi 外生殖器)
- Underliv (Fu 腹)
- Testikel (Gaowan 睾丸)

(6) Mandlig infertilitet (Nanxingburen 男性不妊)

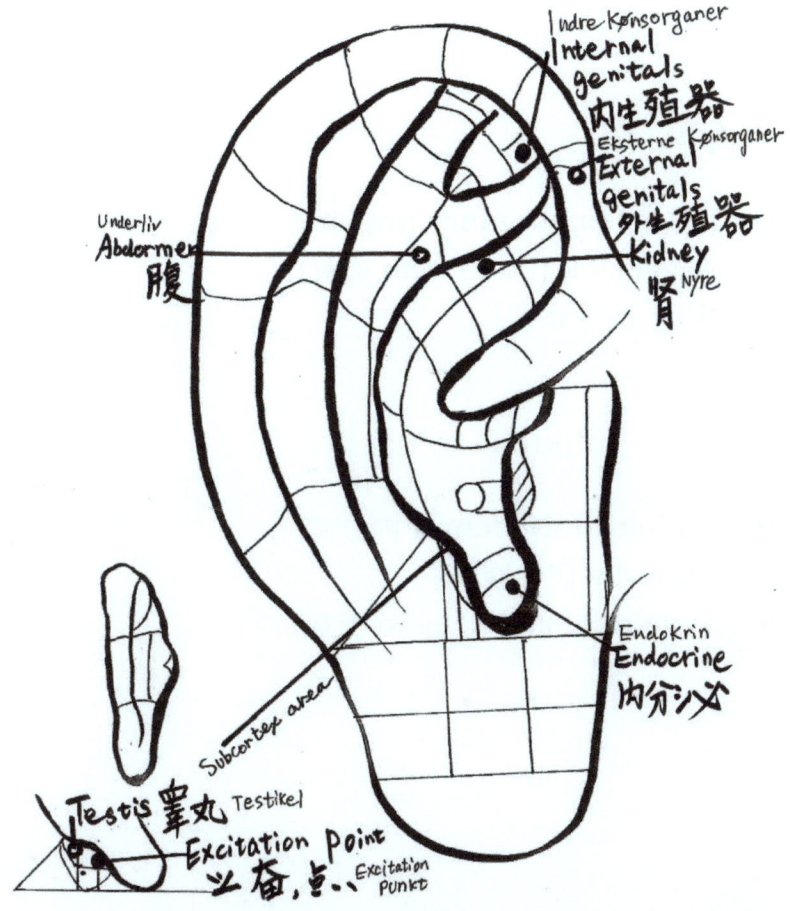

* Testikel (Gaowan 睾丸)… skjult
* Excitation point (Xingfendian 兴奋点)… skjult

(7) Kvindelig infertilitet (Nüxingburen 女性不妊)

Hovedpunkter

- Indre kønsorganer (Neishengzhiqi 内生殖器)
- Æggestok (Luanchao 卵巢)
- Nyre (Shen 肾)

Sekundære punkter

- Endokrin (Neifenmi 内分泌)
- Underliv (Fu 腹)
- Sympathesis (Jiaogan 交感)

(7) Kvindelig infertilitet (Nüxingburen 女性不妊)

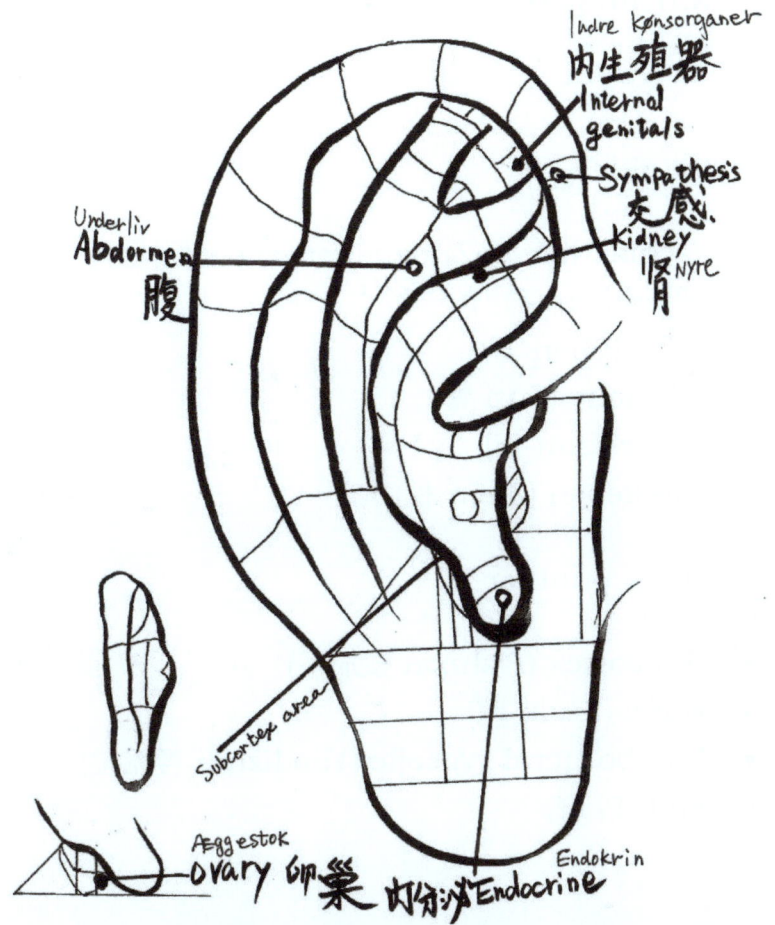

*Sympathesis (Jiaogan 交感)... skjult

*Æggestok (Luanchao 卵巢)... skjult

KAPITEL 2. Kirurgiske sygdomme
(1) Ischias (Zuogushenjingtong 坐骨神经痛)

Hovedpunkter

- Ischias-nerve (Zuogushenjing 坐骨神经)
- Shenmen (神门)
- Nyre (Shen 肾)
- Glutæus (Tun 臀)
- Lever (Gan 肝)
- Nakkeben (Zhen 枕)

Sekundære punkter

- Subcortex (Pizhixia 皮质下)
- Hofte (Kuan 髋)
- Lumbosacral rygsøjle (Yaodizhui 腰骶椎)
- Milt (Pi 脾)

(1) Ischias (Zuogushenjingtong 坐骨神经痛)

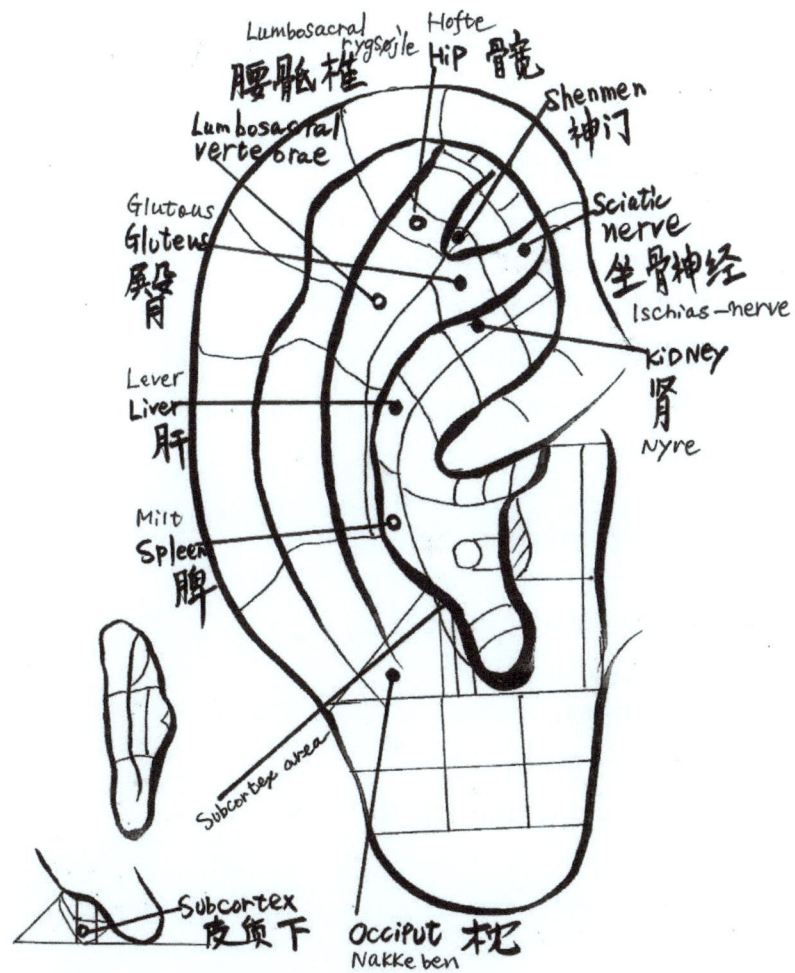

*Subcortex (Pizhixia 皮质下) … skjult

(2) Stivhed i nakken (Laozhen 落枕)

Hovedpunkter

- Shenmen (神 门)
- Hals (Jing 颈)
- halshvirvler (Jingzhui 颈椎)
- Binyre (Shenshangxian 肾上腺)
- Midtkant (Yuanzhong 缘中)
- Nakkeben (Zhen 枕)
- Eksterne kønsorganer (Waishengzhiqi 外生殖器)

Sekundære punkter

- Blære (Pangguang 膀胱)
- Lever (Gan 肝)
- Milt (Pi 脾)
- Skulder (Jian 肩)
- Kraveben (Suogu 锁骨)

(2) Stivhed i nakken (Laozhen 落枕)

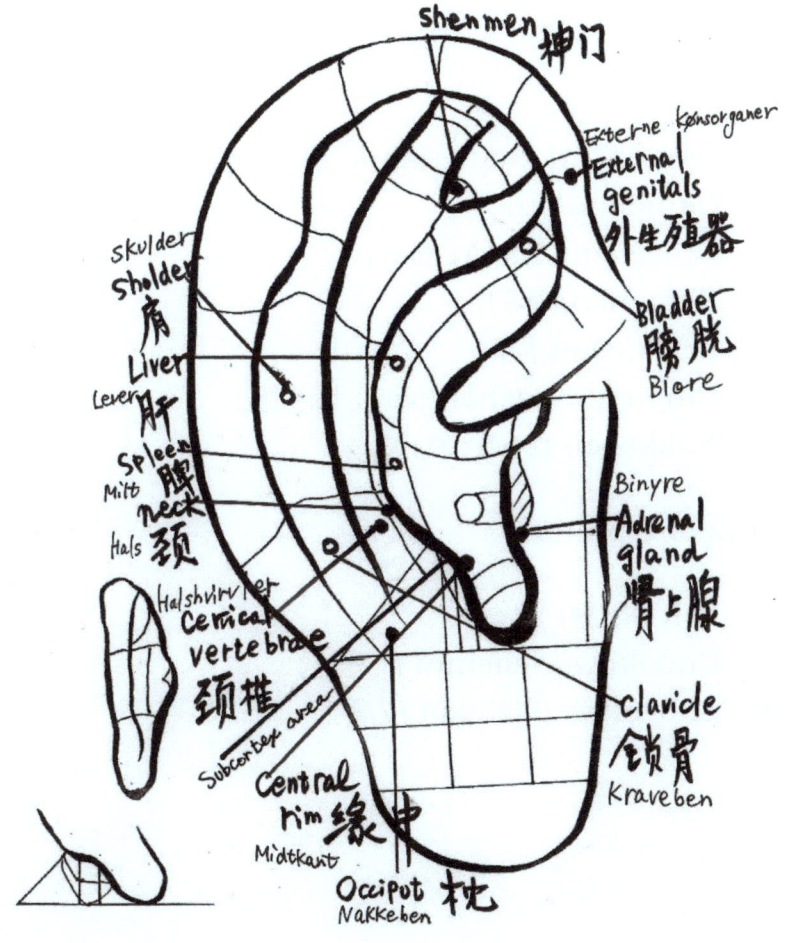

(3) Periarthritis af Skulder (Jianguanjiezhouwewean 肩关节周围炎)

Hovedpunkter

- Skulderled (Jianguanjie 肩关节)
- Skulder (Jian 肩)
- Kraveben (Suogu 锁骨)
- Shenmen (神门)
- Lever (Gan 肝)
- Binyre (Shenshangxian 肾上腺)
- Nakkeben (Zhen 枕)

Sekundære punkter

- Milt (Pi 脾)
- Endokrin (Neifenmi 内分泌)
- Subcortex (Pizhixia 皮质下)

(3) Periarthritis i Skulder
(Jianguanjiezhouwewean 肩关节周围炎)

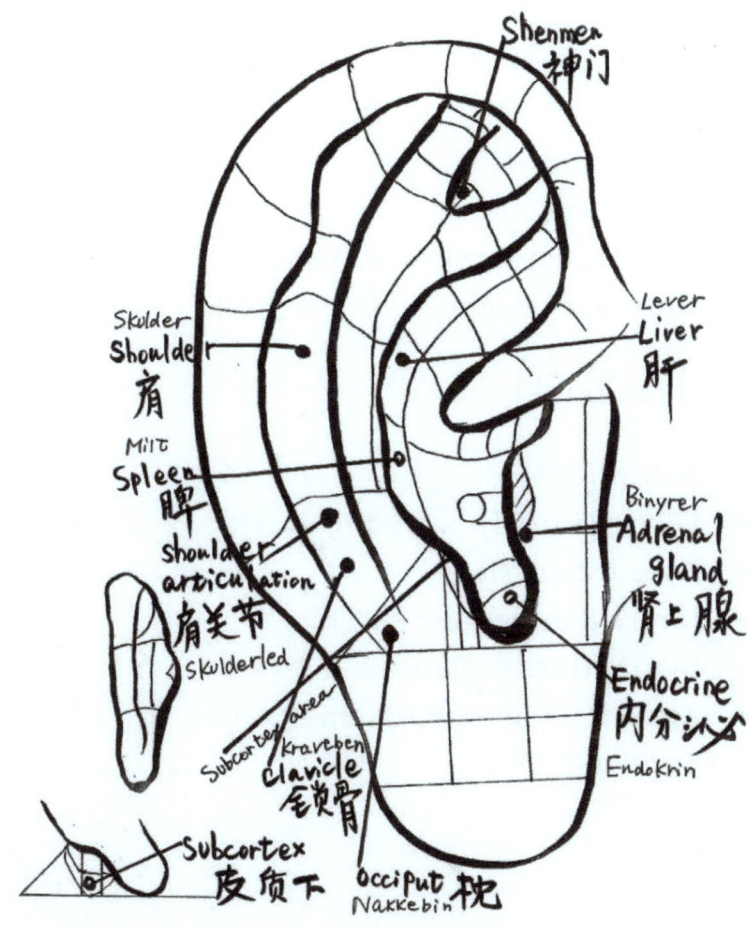

*Subcortex (Pizhixia 皮质下) ... skjult

(4) Akut lændeforstuvning (Jixingcuoshang 急性挫伤)

Hovedpunkter

- Shenmen (神门)
- Glutæus (Tun 臀)
- Lumbosacral rygsøjle (Yaodizhui 腰骶椎))
- Binyre (Shenshangxian 肾上腺)

Sekundære punkter

- Milt (Pi 脾)
- Lever (Gan 肝)
- Nyre (Shen 肾)
- Blære (Pangguang 膀胱)
- Sympathesis (Jiaogan 交感)
- Apex af Tragus (Pingjian 屏尖)
- Sanjiao (三焦)

(4) Akut lændeforstuvning (Jixingcuoshang 急性挫伤)

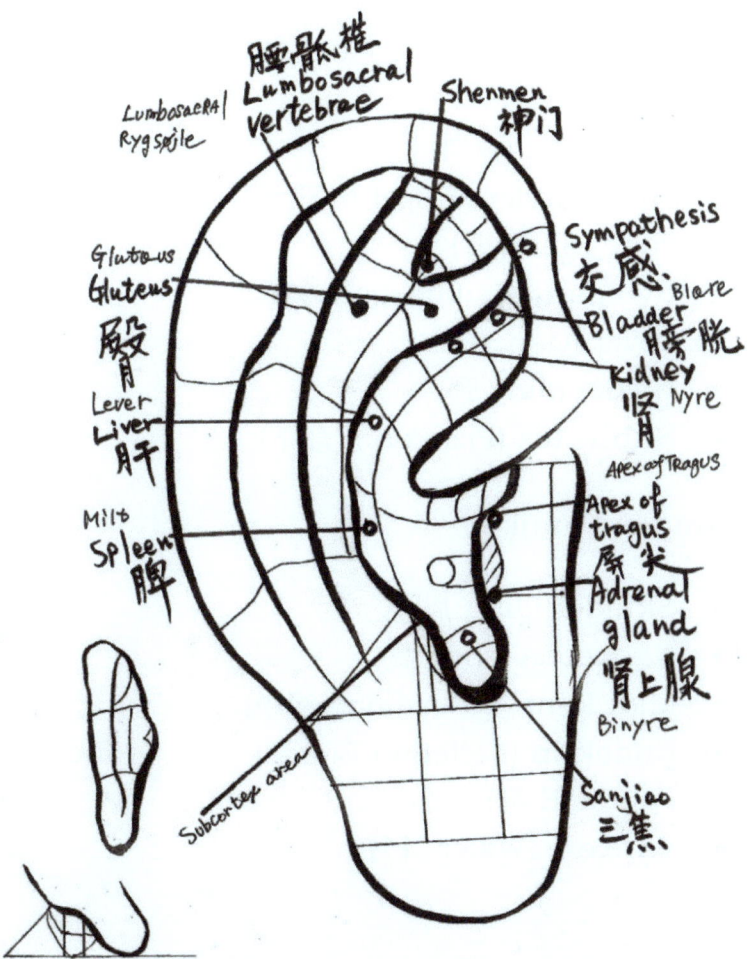

*Sympathesis (Jiaogan 交感)... skjult

(5) Cervical Spondylosis (Jingzhuibing 颈椎病)

Hovedpunkter

- Shenmen (神门)
- Halshvirvler (Jingzhui 颈椎)
- Nyre (Shen 肾)
- Sympathesis (Jiaogan 交感)
- Lever (Gan 肝)
- Nakke (Jing 颈)
- Subcortex (Pizhixia 皮质下)

Sekundære punkter

- Skulder (Jian 肩)
- Nakkeben (zhen 枕)
- Midt kant (Yuanzhong 缘中)
- Endokrin (Neifenmi 内分泌)
- Pande (E 额)
- Ydre øre (Waier 外耳)

(5) Cervical Spondylosis (Jingzhuibing 颈椎病)

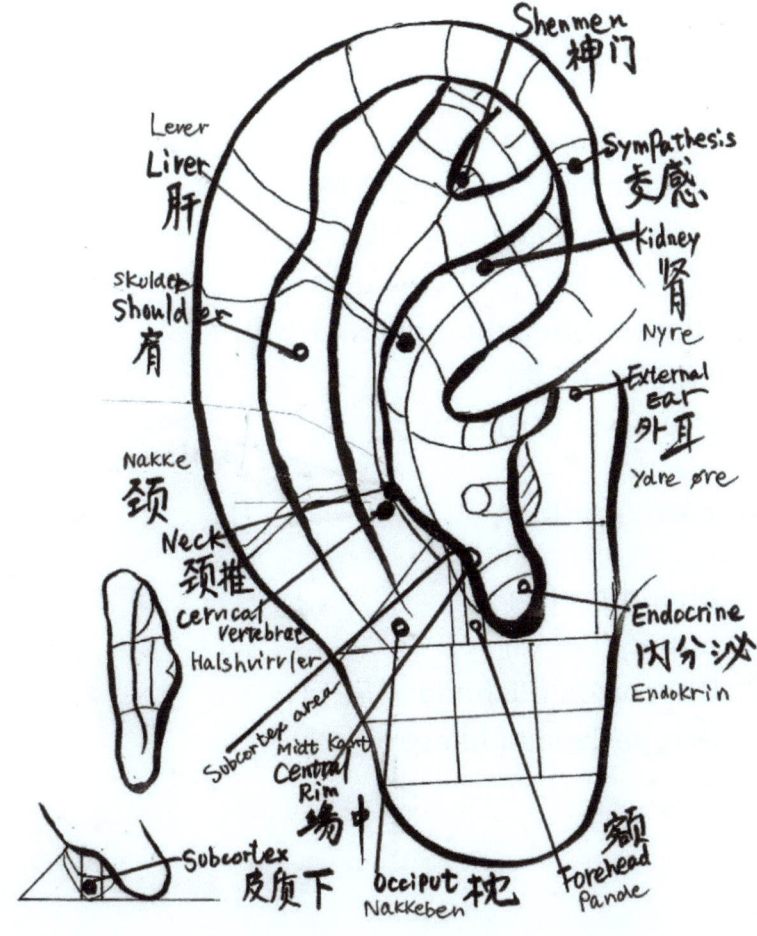

*Subcortex (Pizhixia 皮质下) … skjult
*Sympathesis (Jiaogan 交感)… skjult

(6) Hæmorroider (Zhichuang 痔疮)

Hovedpunkter

- Anus (Gangmen 肛门)
- Endetarm (Zhichang 直肠)
- Tyktarm (Dachang 大肠)
- Milt (Pi 脾)
- Binyre (Shenshangxian 肾上腺)
- Sanjiao (三焦)
- Øre Apex (Erjian 耳尖)

Sekundære punkter

- Shenmen (神门)
- Lunge (Fei 肺)
- Subcortex (Pizhixia 皮质下)
- Sympathesis (Jiaogan 交感)

(6) Hæmorroider (Zhichuang 痔疮)

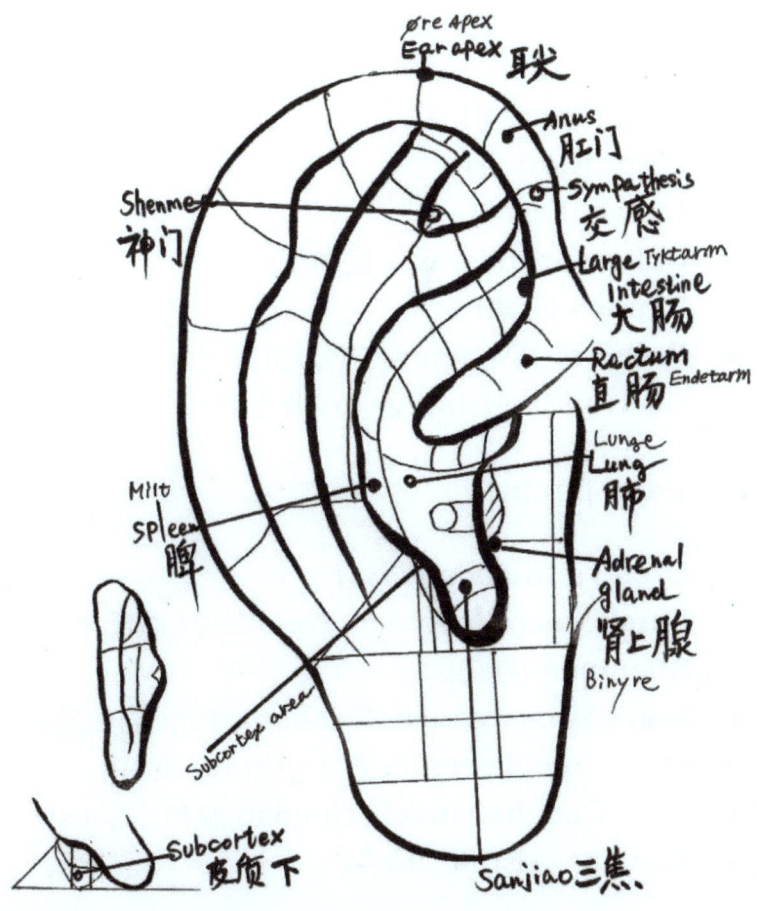

*Sympathesis (Jiaogan 交感)⋯ skjult
*Subcortex (Pizhixia 皮质下) ⋯ skjult

(7) Bi Syndromes (Bi Zhenghou Bi 证候)

Hovedpunkter

- Nyre (Shen 肾)
- Lever (Gan 肝)
- Lunge (Fei 肺)
- Subcortex (Pizhixia 皮质下)
- Sanjiao (三焦)
- Endokrin (Neifenmi 内分泌)
- Binyre (Shenshangxian 肾上腺)

Sekundære punkter

- Urethra (Niaodao 尿道)
- Lumbosacral hvirvler (Yaodizhui 腰骶椎)
- Shenmen (神门)
- Indre kønsorganer (Neishengzhiqi 内生殖器)
- Øvre Concha center (Tingzhong 艇中)
- Øvre Concha vinkel (Tingjiao 艇角)
- Øre Apex (Erjian 耳尖)

(7) Bi Syndromes (Bi Zhenghou Bi 证候)

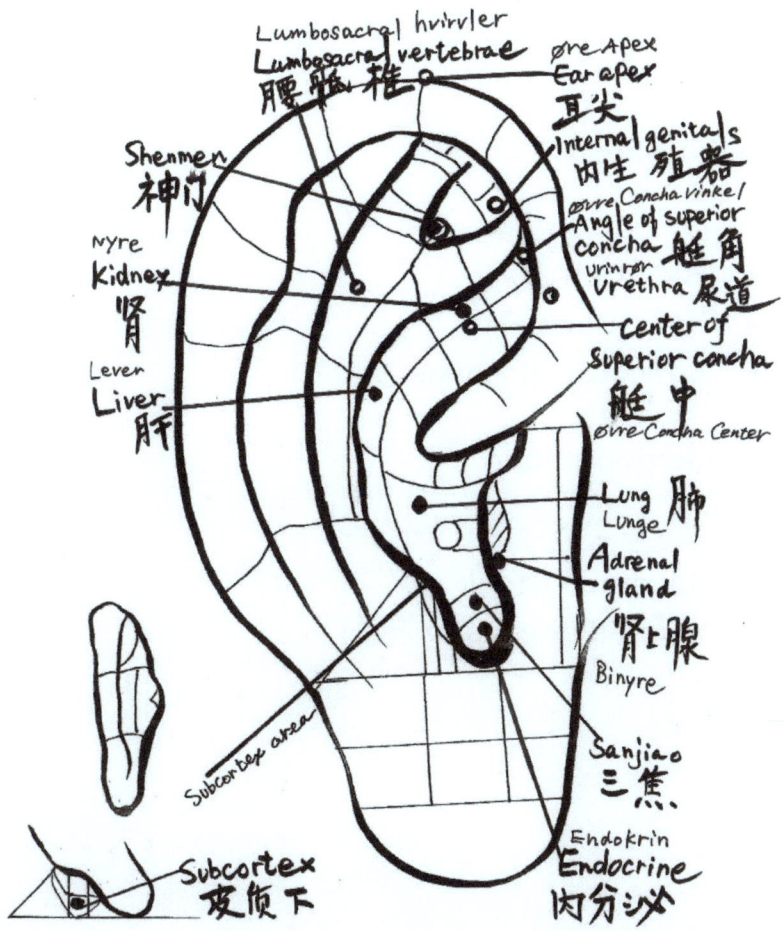

*Subcortex (Pizhixia 皮质下) ··· skjult

(8) Hælsmerter (Zugentong 足跟痛)

Hovedpunkter

- Hæl (Gen 跟)
- Nyre (Shen 肾)
- Subcortex (Pizhixia 皮质下)

Sekundære punkter

- Shenmen (神门)
- Blære (Pangguang 膀胱)

(8) Hælsmerter (Zugentong 足跟痛)

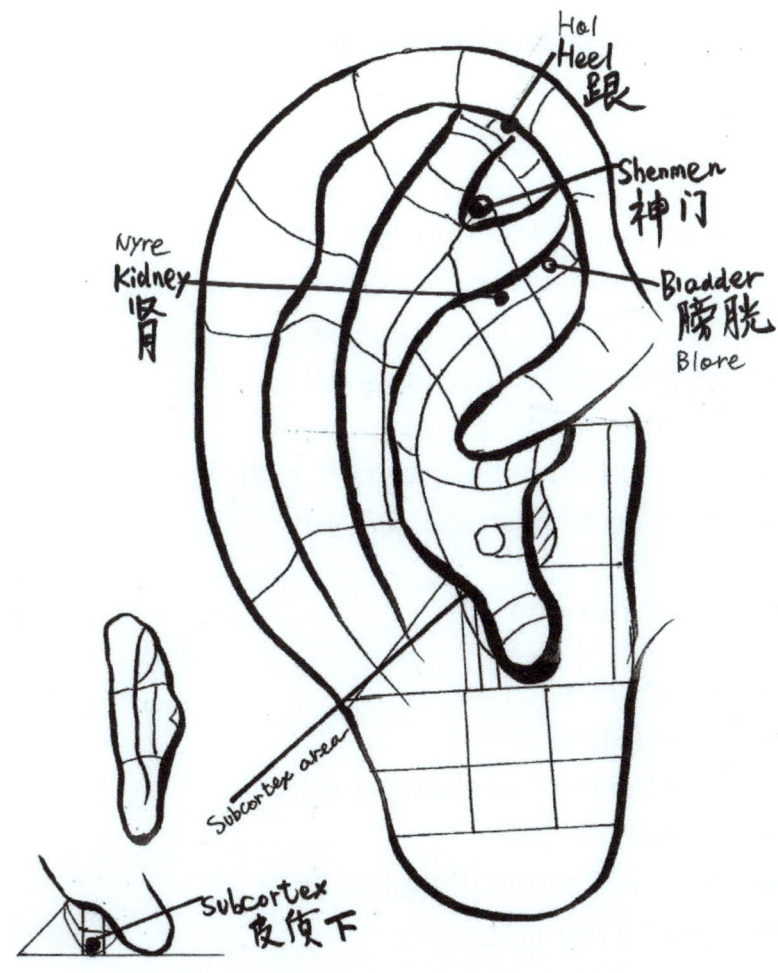

Høl
Heel 跟

Shenmen 神门

Nyre
Kidney 肾

Bladder 膀胱
Blære

Subcortex area

Subcortex 皮质下

*Subcortex (Pizhixia 皮质下) … skjult

KAPITEL 3. Gynækologiske sygdomme
(1) Menopause-syndrom
(Gengnianqizonghezheng 更年期综合症)

Hovedpunkter

- Endokrin (Neifenmi 内分泌)
- Indre kønsorganer (Neishengzhiqi 内生殖器)
- Sympathesis (Jiaogan 交感)
- Æggestok (Luanchao 卵巢)
- Shenmen (神门)
- Binyre (Shenshangxian 肾上腺)
- Subcortex (Pizhixia 皮质下)

Sekundære punkter

- Hjerte (Xin 心)
- Nyre (Shen 肾)
- Tyndtarm (Xiaochang 小肠)
- Lunge (Fei 肺)
- Apex af Tragus (Pingjian 屏尖)
- Lever (Gan 肝)

(1) Menopause-syndrom
(Gengnianqizonghezheng 更年期综合症)

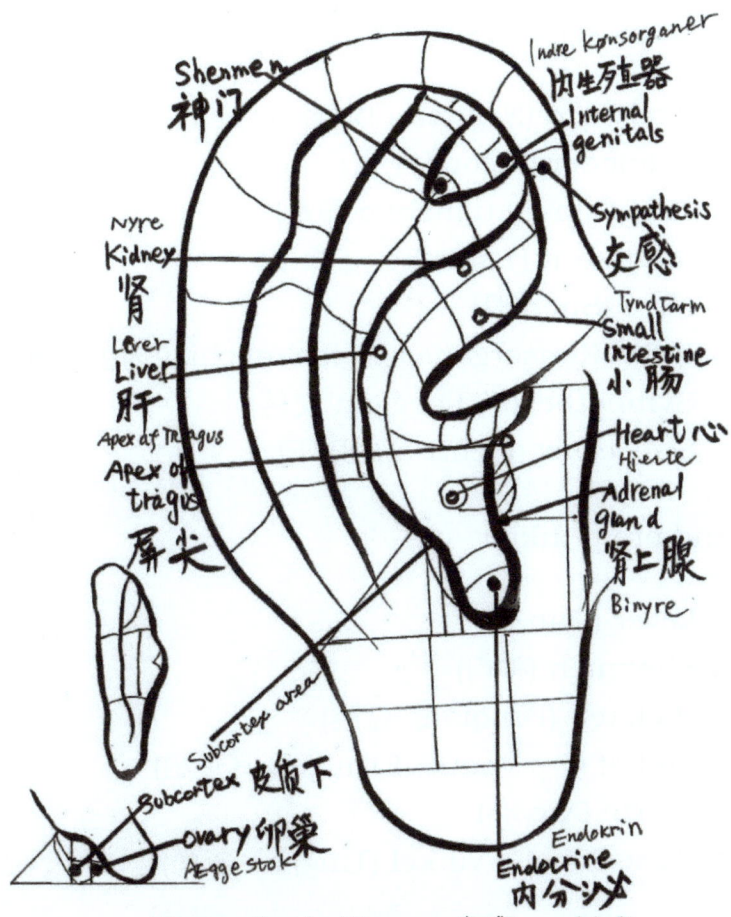

*Sympathesis (Jiaogan 交感) ... skjult
*Subcortex (Pizhixia 皮质下) ... skjult
*Æggestok (Luanchao 卵巢) ... skjult

(2) Dysmenorré (Tongjing 痛经)

Hovedpunkter

- Endokrin (Neifenmi 内分泌)
- Livmoder (Zigong 子宫)
- Æggestok (Luanchao 卵巢)
- Midt kant (Yuanzhong 缘中)
- Nyre (Shen 肾)
- Indre Kønsorganer (Neishengzhiqi 内生殖器)
- Sympathesis (Jiaoggan 交感)
- Subcortex (Pizhixia 皮质下)

Sekundære punkter

- Lever (Gan 肝)
- Shenmen (神门)
- Bækken (Penqiang 盆腔)
- Rod af Øre Vagus (Ermigen 耳迷根)
- Hjerte (Xin 心)
- Øvre Concha vinkel (Tingjiao 艇角)

(2) Dysmenorré (Tongjing 痛经)

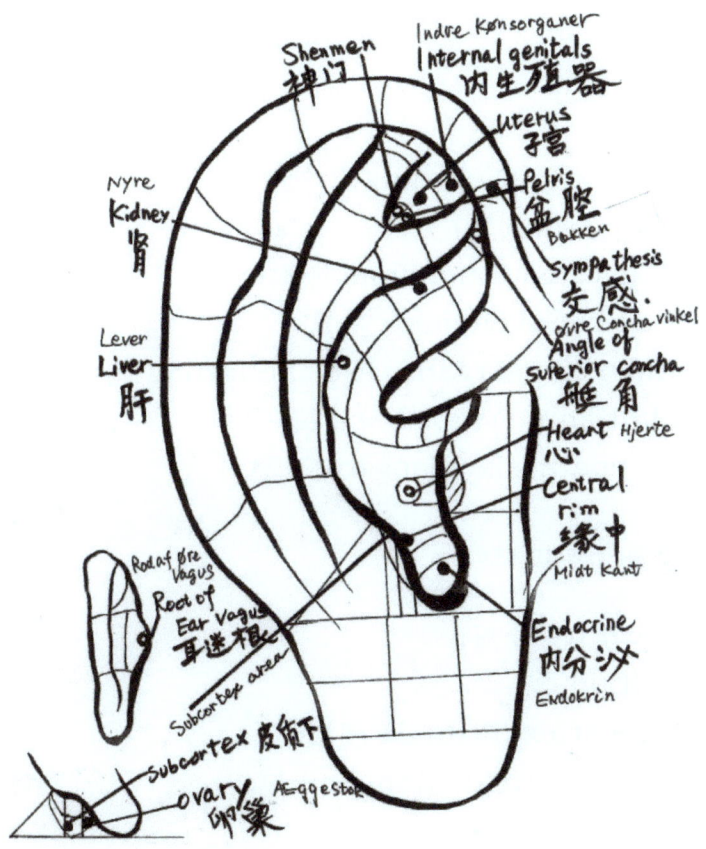

*Sympathesis (Jiaogan 交感)… skjult
*Subcortex (Pizhixia 皮质下)… skjult
*Æggestok (Luanchao 卵巢)… skjult
*Rod af Ear vagus (Ermigen 耳迷根). ørebagsiden

(3) Uregelmæssig Menstruation (Yuejingbutiao 月经不调)

Hovedpunkter

- Endokrin (Neifenmi 内分泌)
- Nyre (Shen 肾)
- Æggestok (Luanchao 卵巢)
- Bækken (Penqiang 盆腔)
- Indre Kønsorganer (Neishengzhiqi 内生殖器)
- Midt kant (Yuanzhong 缘中)
- Sympathesis (Jiaogan 交感)

Sekundære punkter

- Lever (Gan 肝)
- Milt (Pi 脾)
- Subcortex (Pizhixia 皮质下)
- Apex af Tragus (Pingjian 屏尖)

(3) Uregelmæssig Menstruation (Yuejingbutiao 月经不调)

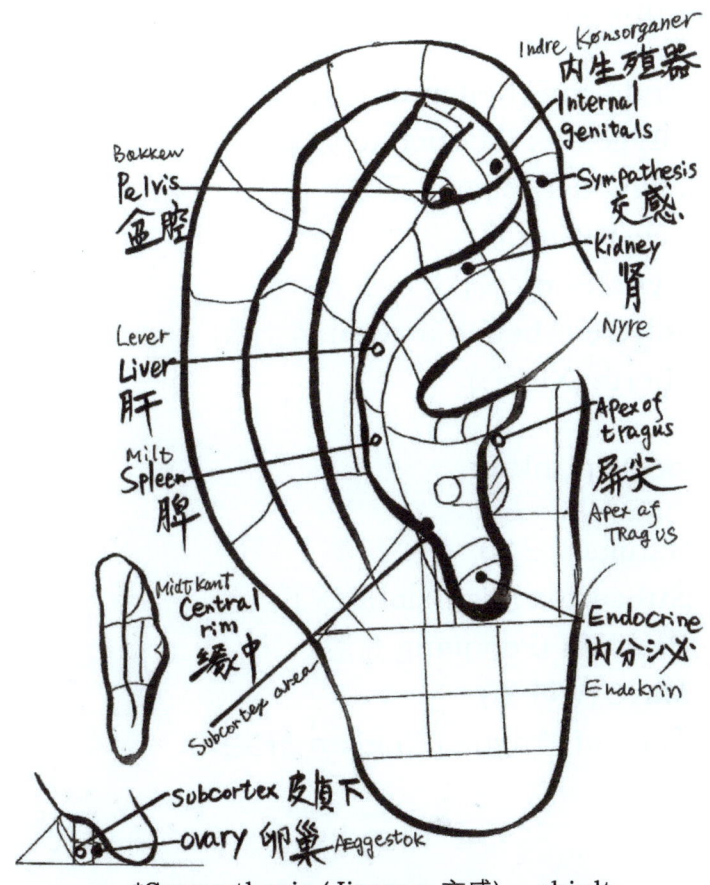

*Sympathesis (Jiaogan 交感)... skjult
*Subcortex (Pizhixia 皮质下)... skjult
*Æggestok (Luanchao 卵巢)... skjult

(4) Amenorré (Bijing 闭经)

Hovedpunkter

- Endokrin (Neifenmi 内分泌)
- Æggestok (Luanchao 卵巢)
- Livmoder (Zigong 子宫)
- Lever (Gan 肝)
- Nyre (Shen 肾)
- Binyre (Shenshianxian 肾上腺)
- Hjerte (Xin 心)

Sekundære punkter

- Sanjiao (三焦)
- Subcortex (Pizhixia 皮质下)
- Bækken (Penqiang 盆腔)
- Mave (Wei 胃)
- Apex af Tragus (Pingjian 屏尖)

(4) Amenorré (Bijing 闭经)

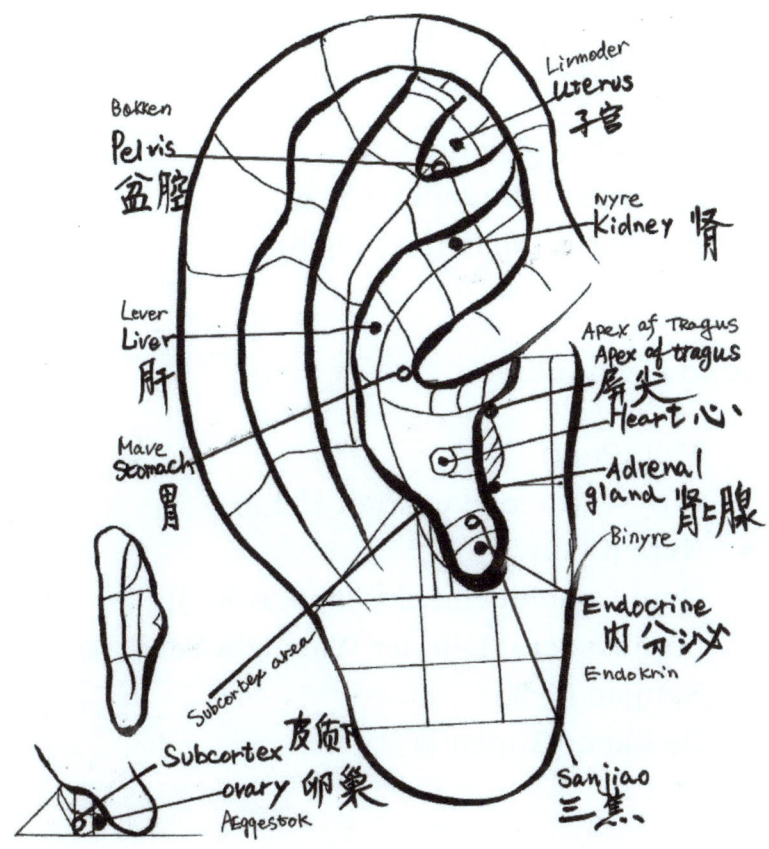

*Subcortex (Pizhixia 皮质下) … skjult
*Æggestok (Luanchao 卵巢) … skjult

(5) Leukorrhea (Baidaizengduo 白带增多)

Hovedpunkter

- Livmoder (Zigong 子宫)
- Æggestok (Luanchao 卵巢)
- Endokrin (Neifenmi 内分泌)

Sekundære punkter

- Milt (Pi 脾)
- Binyre (Shenshangxian 肾上腺)
- Nyre (Shen 肾)
- Øvre Concha vinkel (Tingjiao 艇角)
- Lumbosacral hvirvler (Yaodizhui 腰骶椎)
- Sanjiao (三焦)
- Bækken (Gupen 骨盆)

(5) Leukorrhea (Baidaizengduo 白带增多)

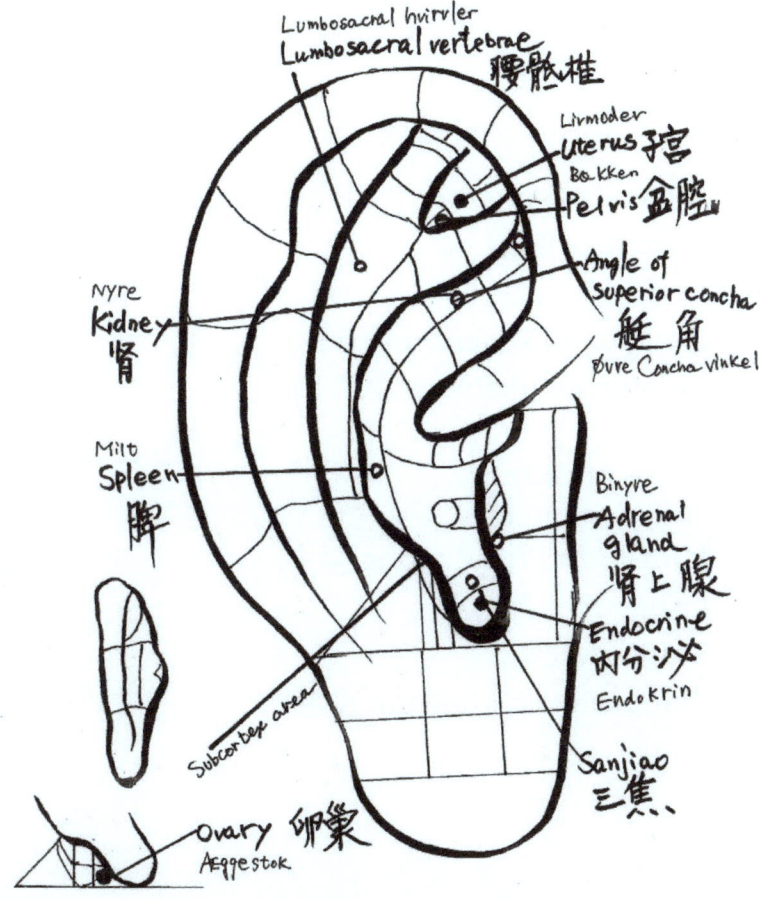

*Æggestok (Luanchao 卵巢) … skjult

(6) Hysteroptosis (Zigongdiaowang 子宫凋亡)

Hovedpunkter

- Indre Kønsorganer (Neishengzhiqi 内生殖器)
- Nyre (Shen 肾)
- Lever (Gan 肝)
- Endokrin (Neifenmi 内分泌)
- Subcortex (Pizhixia 皮质下)

Sekundære punkter

- Midt kant (Yuanzhong 缘中)
- Lunge (Fei 肺)
- Sanjiao (三焦)
- Sympathesis (Jiaogan 交感)

(6) Hysteroptosis (Zigongdiaowang 子宫凋亡)

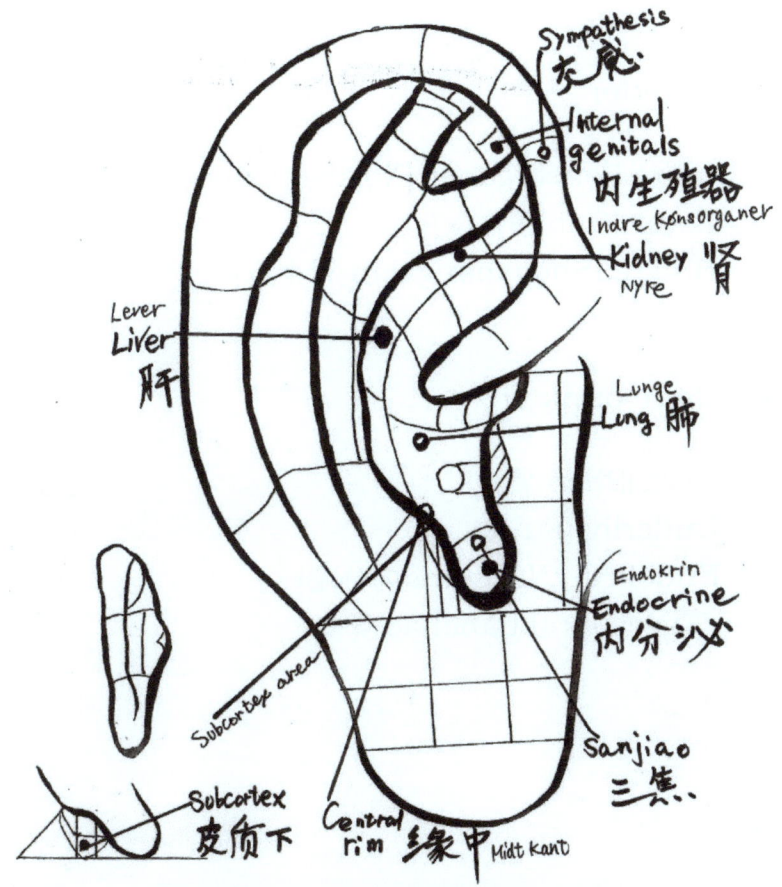

*Sympathesis (Jiaogan 交感)... skjult
*Subcortex (Pizhixia 皮质下)... skjult

(7) Menorrhagia (Yuejingguoduo 月经过多)

Hovedpunkter

- Indre kønsorganer (Neishengzhiqi 内生殖器)
- Lever (Gan 肝)
- Binyre (Shenshangxian 肾上腺)

Sekundære punkter

- Nyre (Shen 肾)
- Underliv (Fu 腹)
- Endokrin (Neifenmi 内分泌)
- Æggestok (Luanchao 卵巢)

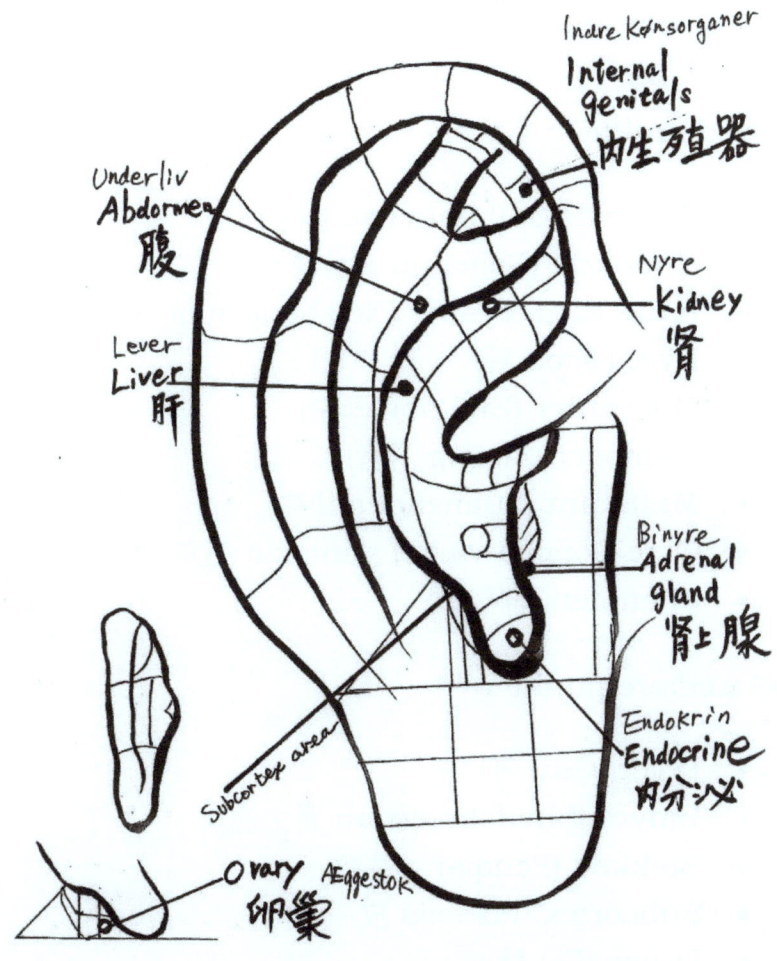

(7) Menorrhagia (Yuejingguoduo 月经过多)

Indre Kønsorganer
Internal genitals
内生殖器

Underliv
Abdomen
腹

Lever
Liver
肝

Nyre
Kidney
肾

Binyre
Adrenal gland
肾上腺

Endokrin
Endocrine
内分泌

Subcortex area

Ovary
ÆEggestok
卵巢

*Æggestok (Luanchao 卵巢) ... skjult

(8) Functionel Livmoderblødning (Gongneng xing zigong chuxie 功能性子宫出血)

Hovedpunkter

- Æggestokk (Luanchao 卵巢)
- Endokrin (Neifenmi 内分泌)
- Indre kønsorganer (Neishengzhiqi 内生殖器)
- Nyre (Shen 肾)
- Øre center (Erzhong 耳中)
- Livmoder (Zigong 子宫)
- Midt kant (Yuanzhong 缘中)
- Øvre Concha vinkel (Tingjiao 艇角)
- Shenmen (神门)

Sekundære punkter

- Lever (Gan 肝)
- Binyre (Shenshangxian 肾上腺)
- Bækken (Penqiang 盆腔)
- Subcortex (Pizhixia 皮质下)
- Lunge (Fei 肺)

(8) Functionel Livmoderblødning (Gongneng xing zigong chuxie 功能性子宫出血)

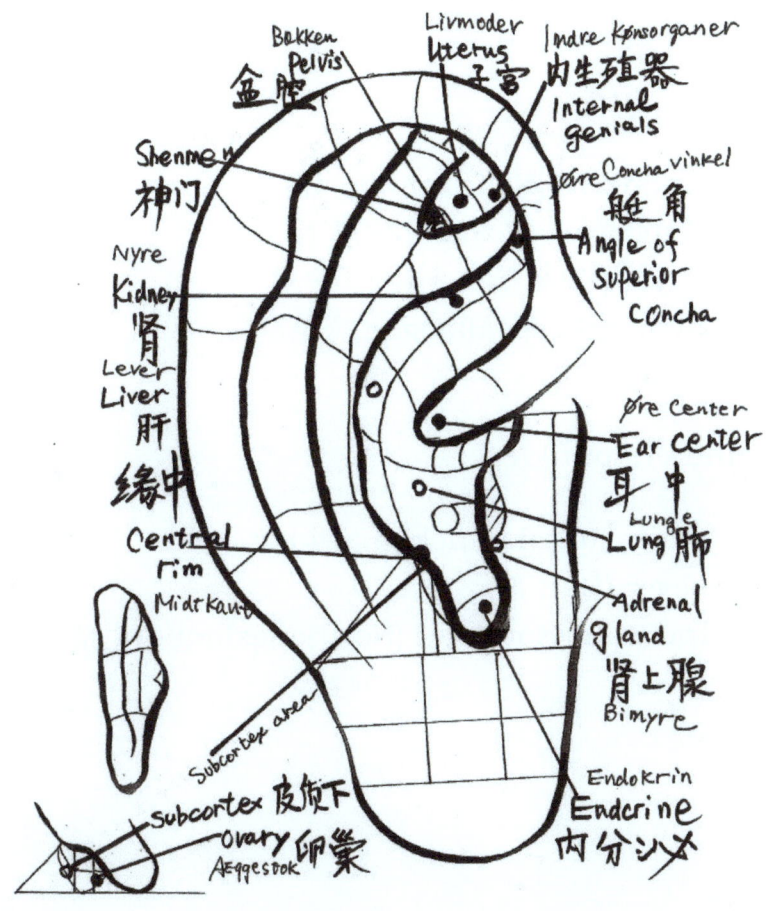

*Subcortex (Pizhixia 皮质下) … skjult

*Ovary (Luanchao 卵巢) … skjult

(9) Hyperplasi af Brystkirtler (Ruxian zengsheng 乳腺增生)

Hovedpunkter

- Endokrin (Neifenmi 内分泌)
- Subcortex (Pizhixia 皮质下)
- Bryst (Xion 胸)
- Sympathesis (Jiaogan 交感)

Sekundære punkter

- Æggestok (Luanchao 卵巢)
- Lever (Gan 肝)
- Indre Kønsorganer (Neishengzhiqi 内生殖器)

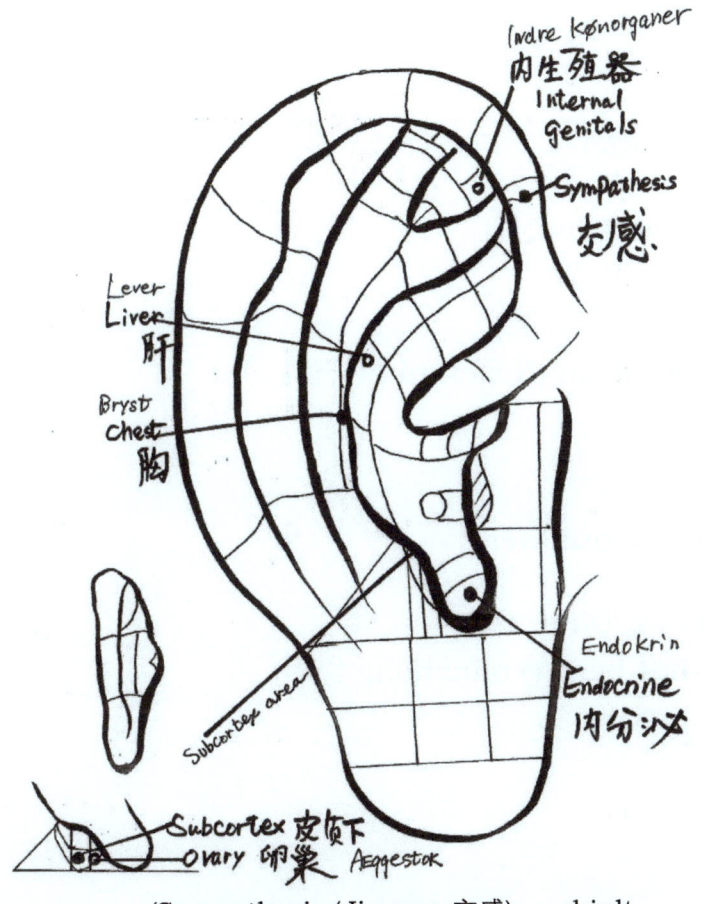

(9) Hyperplasi af Brystkirtler (Ruxian zengsheng 乳腺增生)

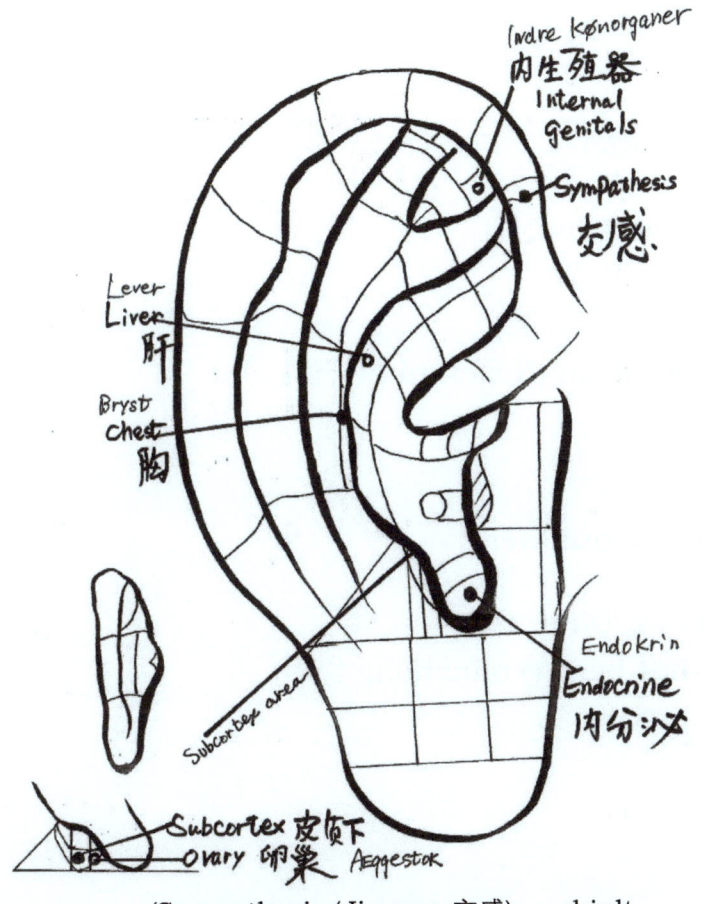

'Sympathesis (Jiaogan 交感) … skjult
*Subcortex (Pizhixia 皮质下) … skjult
*Æggestok (Luanchao 卵巢) … skjult

(10) Utilstrækkelig amning (Burubuzu 哺乳不足)

Hovedpunkter

- Lever (Gan 肝)
- Milt (Pi 脾)
- Mave (Wei 胃)
- Endokrin (Neifenmi 内分泌)

Sekundære punkter

- Bryst (Xion 胸)
- Midt kant (Yuanzhong 缘中)

(10) Utilstrækkelig amning (Burubuzu 哺乳不足)

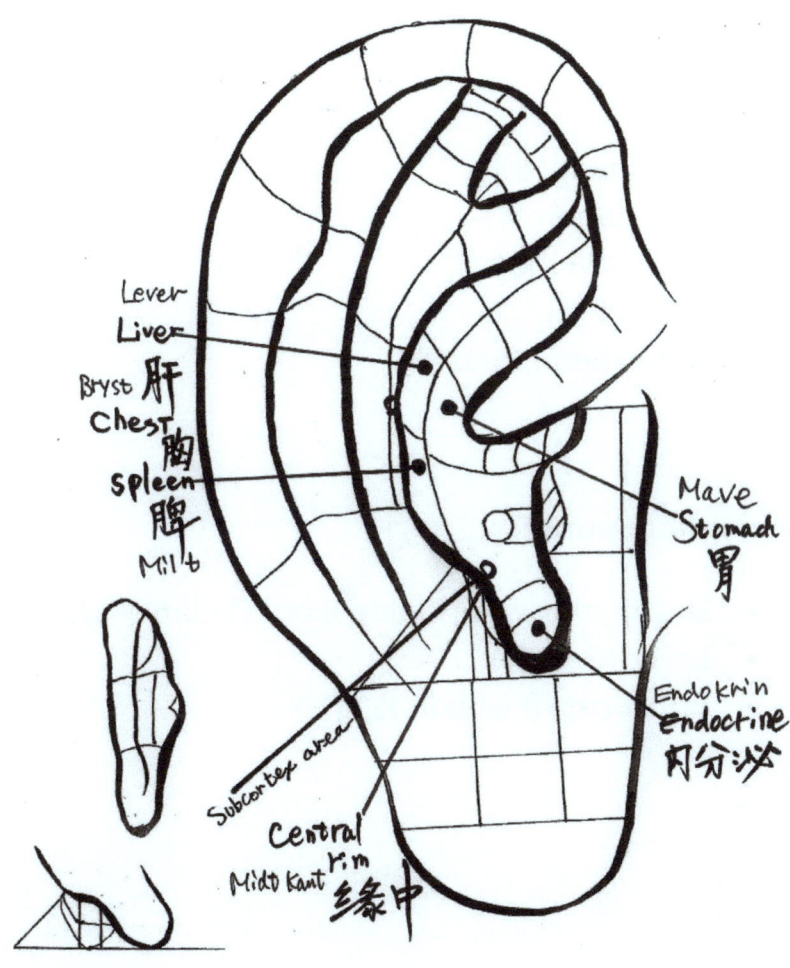

(11) Morgen Kvalme (Yuntu 孕吐)

Hovedpunkter

- Shenmen (神门)
- Nyre (Shen 肾)
- Mave (Wei 胃)
- Milt (Pi 脾)
- Nakkeben (Zhen 枕)

Sekundære punkter

- Bugspytkirtel og Galdeblære (Yidan 胰胆)
- Lever (Gan 肝)
- Subcortex (Pizhixia 皮质下)

(11) Morgen Kvalme (Yuntu 孕吐)

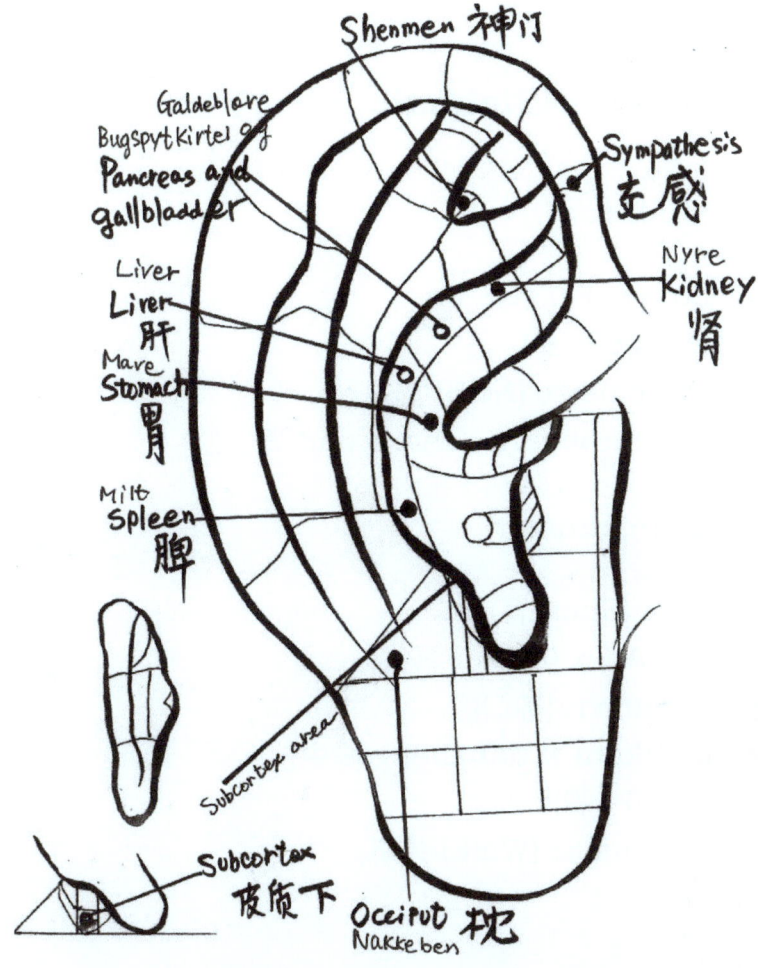

'Sympathesis (Jiaogan 交感) ... skjult
*Subcortex (Pizhixia 皮质下) ... skjult

KAPITEL 4. Øje, Øre, Næse og Hals Sygdomme

(1) Epistaxis (Bichuxie 鼻出血)

Hovedpunkter

- Lunge (Fei 肺)
- Pande (E 额)
- Indre næse (Neibi 内鼻)
- binyrerne (Shenshangxian 肾上腺)

Sekundære punkter

- Nyre (Shen 肾)
- Øre Apex (Erjian 耳尖)
- Shenmen (神门)
- Midtkant (Yuanzhong 缘中)
- Milt (Pi 脾)
- Ydre næse (Waibi 外鼻)

(1) Epistaxis (Bichuxie 鼻出血)

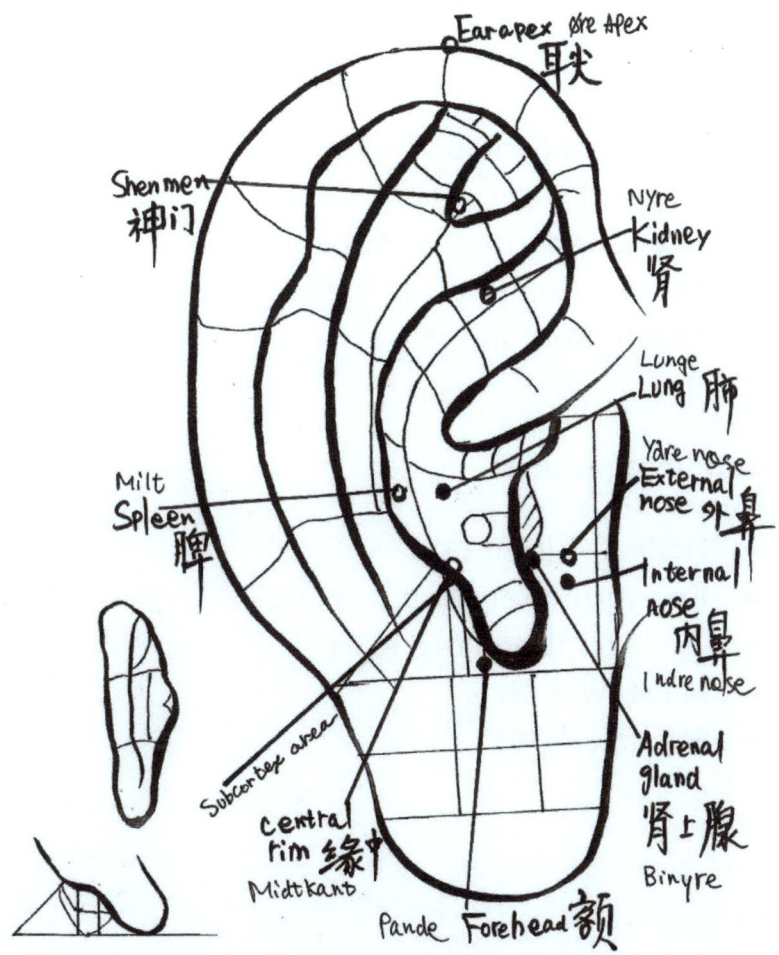

*Indre næse (Neibi 内鼻)… skjult

(2) Halsbetændelse (Biantaotiyan 扁桃体炎)

Hovedpunkter
- Øre Apex (Erjian 耳尖)
- Lunge (Fei 肺)
- Svælg og strubeh (Yanhou 咽喉)
- Mandel (Biantaoti 扁桃体)
- Mund (Kou 口)

Sekundære punkter

- Helix 1-4 (Lun 轮)
- Endokrin (Neifenmi 内分泌)
- Tyktarm (Dachang 大肠)
- Mave (Wei 胃)
- Shenmen (神门)

(2) Halsbetændelse (Biantaotiyan 扁桃体炎)

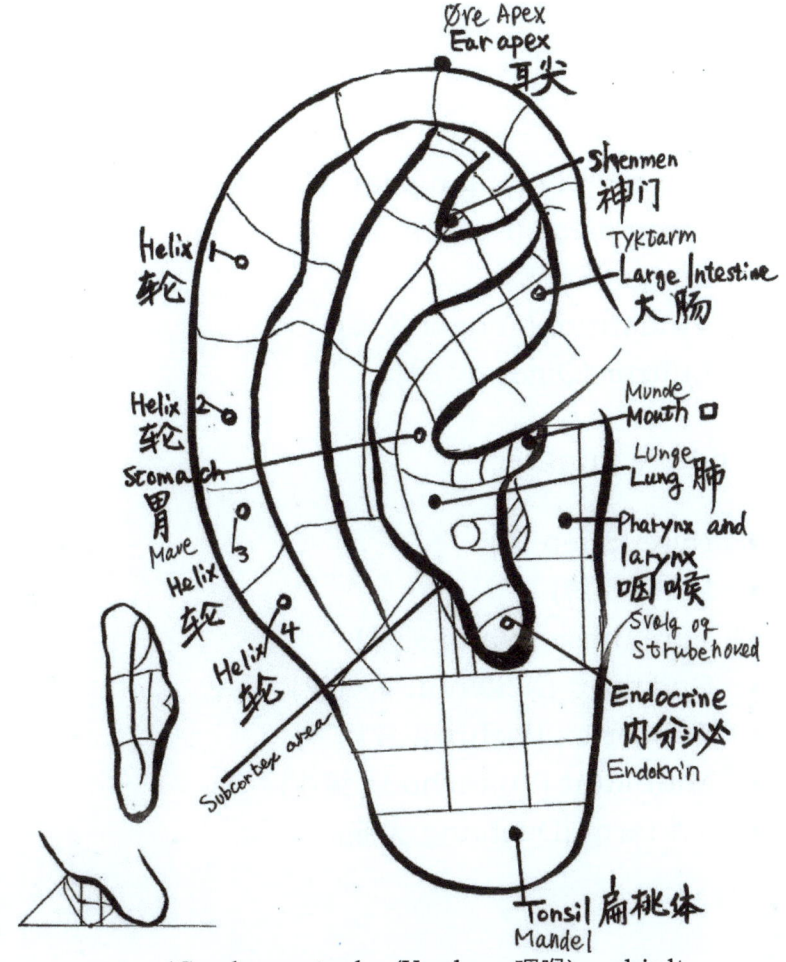

*Svælg og strube (Yanhou 咽喉)… skjult

(3) Allergisk Rhinitis (Guominxingbiyan 过敏性鼻炎)

Hovedpunkter

- Binyre (Shenshangxian 肾上腺)
- Indre næse (Neibi 内鼻)
- Lunge (Fei 肺)
- Vindstrøm (Fengxi 风溪)
- Luftrør (Qiguan 气管)

Sekundære punkter

- Nyre (Shen 肾)
- Milt (Pi 脾)
- Ydre næse (Waibi 外鼻)
- Endokrin (Neifenmi 内分泌)
- Subcortex (Pizhixia 皮质下)
- Midt kant (Yuanzhong 缘中)
- Tyktarm (Dachang 大肠)

(3) Allergisk Rhinitis (Guominxingbiyan 过敏性鼻炎)

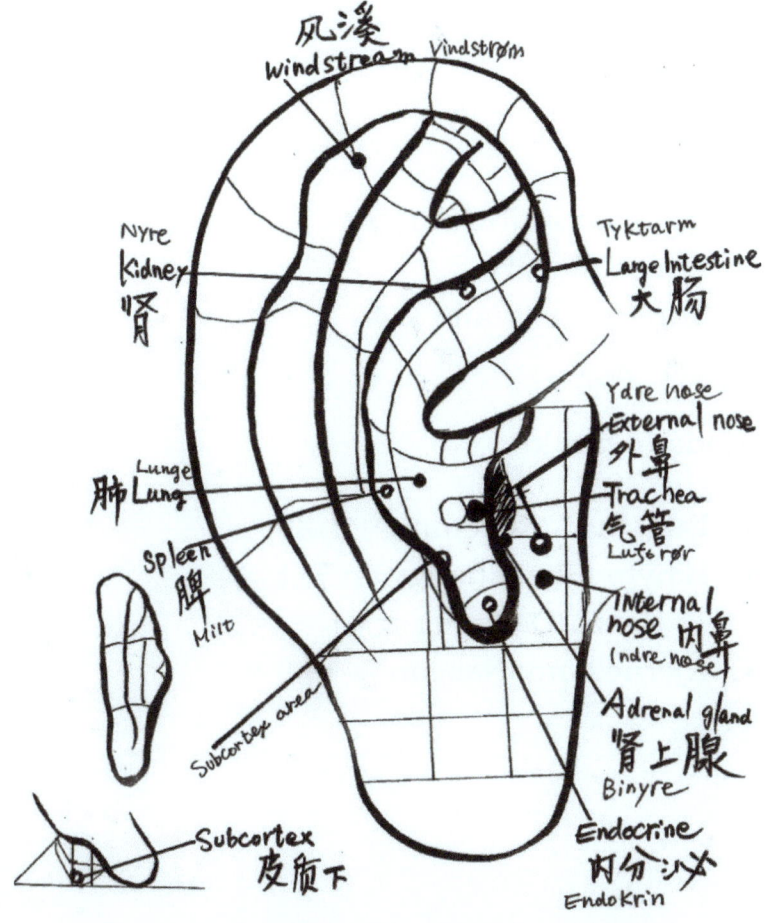

*Subcortex (Pizhixia 皮质下) … skjult
*Indre næse (Neibi 内鼻)… skjult

(4) Kronisk Rhinitis (Manxingbiyan 慢性鼻炎)

Hovedpunkter

- Indre næse (Neibi 内鼻)
- Lunge (Fei 肺)
- Ydre næse (Waibi 外鼻)

Sekundære punkter

- Endokrin (Neifenmi 内分泌)
- Binyre (Shenshangxian 肾上腺)
- Tyktarm (Dachang 大肠)
- Hjernestam (Naogan 脑干)

(4) Kronisk Rhinitis (Manxingbiyan 慢性鼻炎)

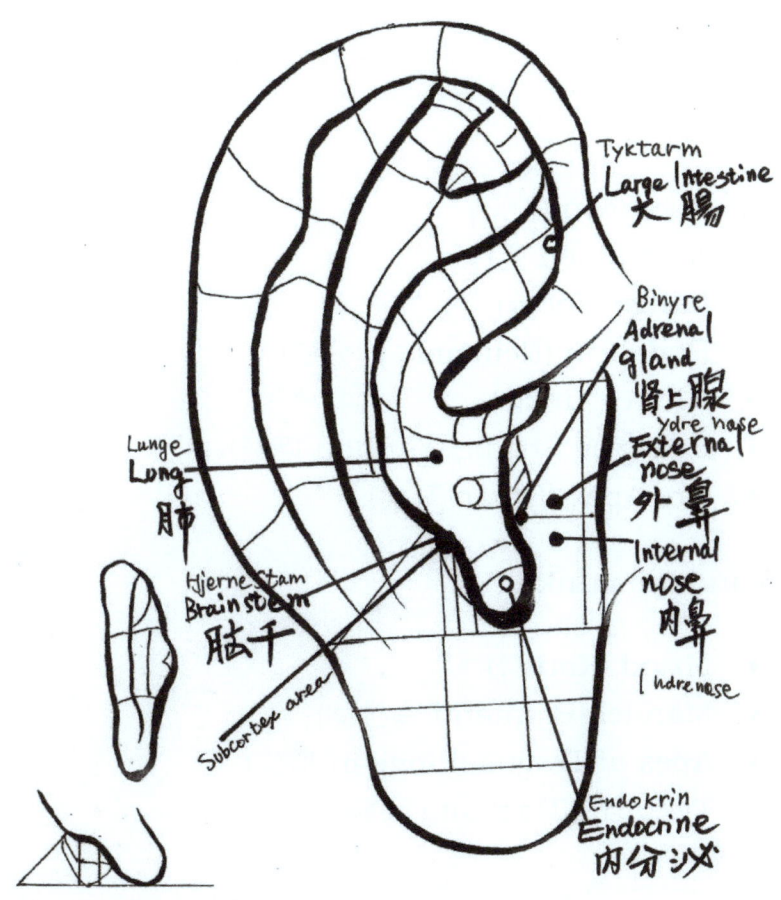

Tyktarm
Large Intestine
大腸

Binyre
Adrenal
gland
肾上腺

ydre nase
External
nose
外鼻

Lunge
Lung
肺

Internal
nose
内鼻

Hjerne Stam
Brainstem
脑干

[ndre nase

Subcortex area

Endokrin
Endocrine
内分泌

*Indre næse (Neibi 内鼻)… skjult

(5) Hæshed (Shengyinsiya 声音嘶哑)

Hovedpunkter

- Shenmen (神门)
- Nyre (Shen 肾)
- Lunge (Fei 肺)
- Endokrin (Neifenme 内分泌)
- Hjerte (Xin 心)
- Svælg og Strube (Yanhou 咽喉)
- Øre Apex (Erjian 耳尖)

Sekundære punkter

- Mund (Kou 口)
- Mandel (Biantaoti 扁桃体)
- Apex af Tragus (Pingjian 屏尖)
- Tyktarm (Dachang 大肠)

(5) Hæshed (Shengyinsiya 声音嘶哑)

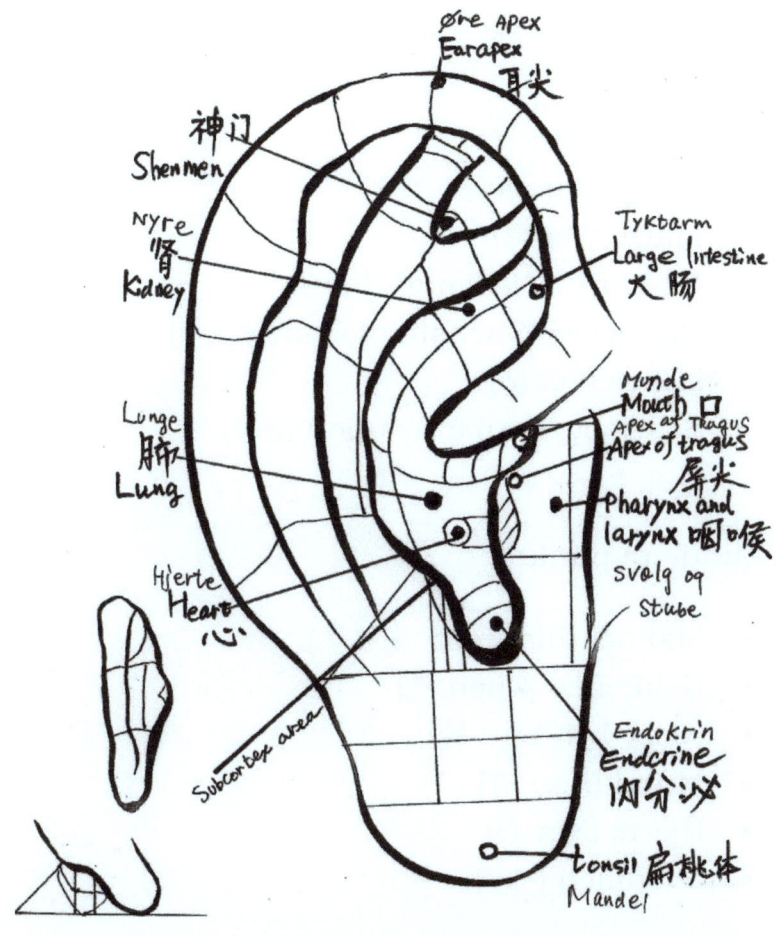

Øre Apex
Ørapex
耳尖

神门
Shenmen

Nyre
肾
Kidney

Tyktarm
Large Intestine
大肠

Munde
Mouth 口
Apex af Tragus
Apex of tragus
屏尖
Pharynx and
larynx 咽喉
Svælg og
Strube

Lunge
肺
Lung

Hjerte
Heart
心

Subcortex area

Endokrin
Endcrine
内分泌

Tonsil 扁桃体
Mandel

*Svælg og Strube (Yanhou 咽喉)… skjult

(6) Svælgkatar (Yanyan 咽炎)

Hovedpunkter

- Nyre (Shen 肾)
- Lever (Gan 肝)
- Mave (Wei 胃)
- Endokrin (Neifenmi 内分泌)
- Binyrerne (Shenshangxian 肾上腺)
- Lunge (Fei 肺)
- Svælg og Strube (Yanhou 咽喉)

Sekundære punkter

- Mandel (Biantaoti 扁桃体)
- Nakkeben (Zhen 枕)
- Helix 1-4 (Lun 轮)
- Mund (Kou 口)
- Hjerte (Xin 心)
- Shenmen (神门)

(6) Svælgkatar (Yanyan 咽炎)

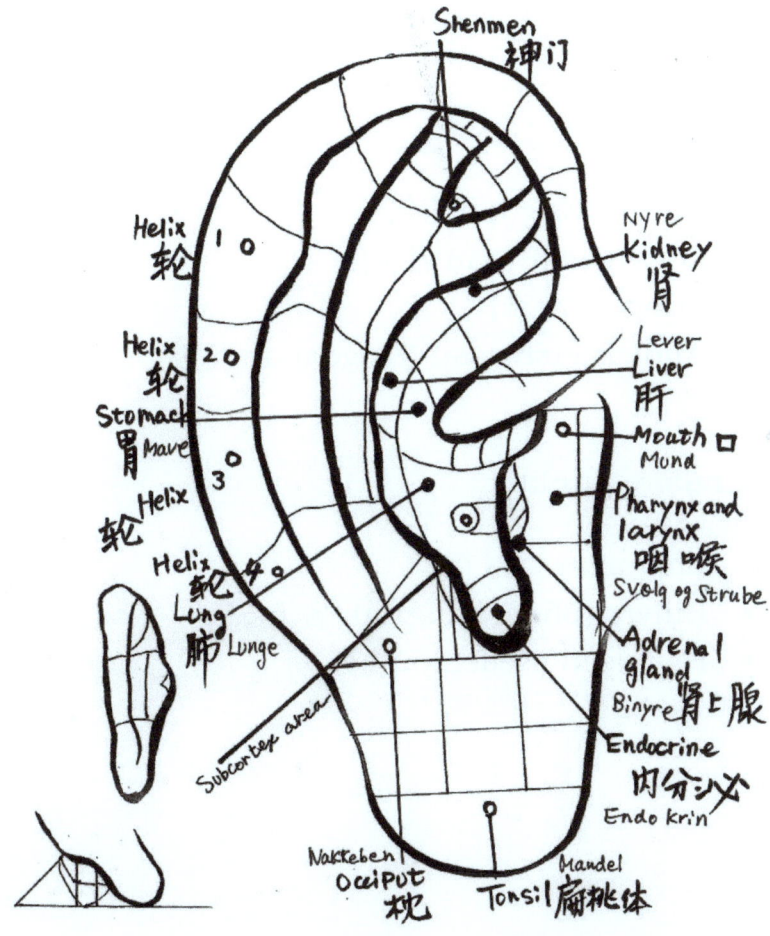

*Svælg og Strube (Yanhou 咽喉)... skjult

(7) Akut ondt i hals (Jixingyanhouyan 急性咽喉炎)

Hovedpunkter

- Luftrør (Qiguan 气管)
- Øre Apex (Erjian 耳尖)
- Lunge (Fei 肺)
- Åndedrætsniveau (Pingchuan 平喘)

Sekundære punkter

- Shenmen (神 门)
- Binyre (Shenshangxian 肾上腺)
- Endokrin (Neifenmi 内分泌)

(7) Akut ondt i hals (Jixingyanhouyan 急性咽喉炎)

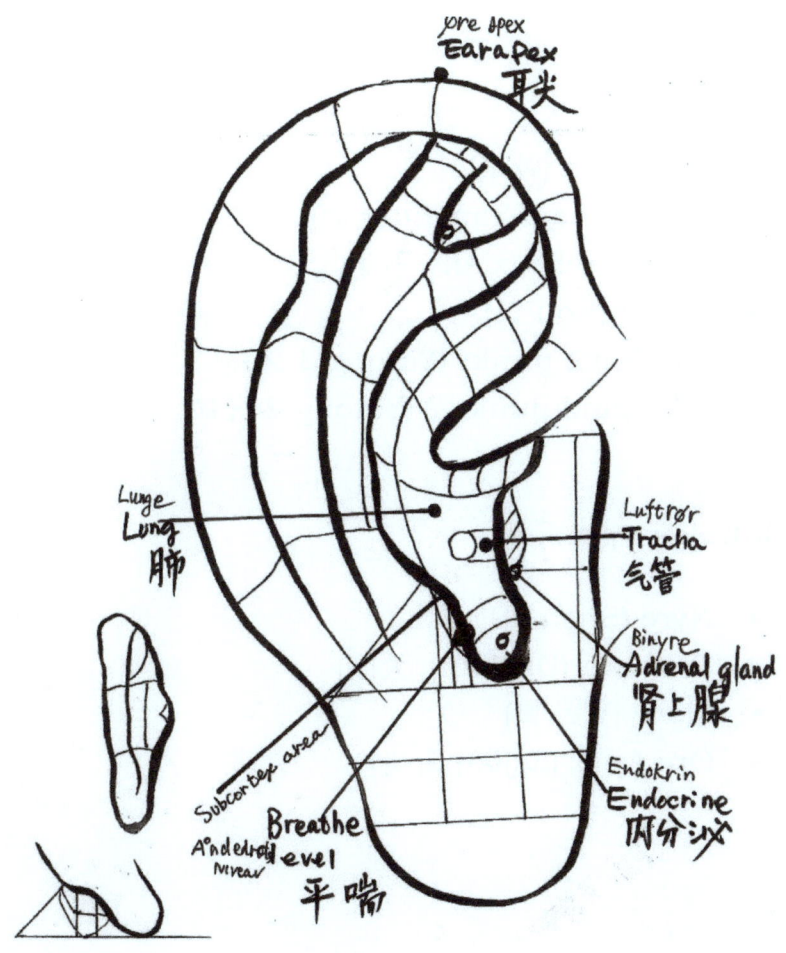

(8) Tandpine (Yatong 牙痛)

Hovedpunkter

- Shenmen (神 门)
- Overkæbe (Shanghe 上颌)
- Underkæbe (xiahe 下颌)
- Mund (Kou 口)
- Tandpine punkt (Yatong 3 牙痛)
- Tandpind punkt 2 (Yatong 2 牙痛)

Sekundære punkter

- Nyre (Shen 肾)
- Tyktarm (Dachang 大肠)
- Mave (Wei 胃)
- Øre Apex (Erjian 耳尖)

(8) Tandpine (Yatong 牙痛)

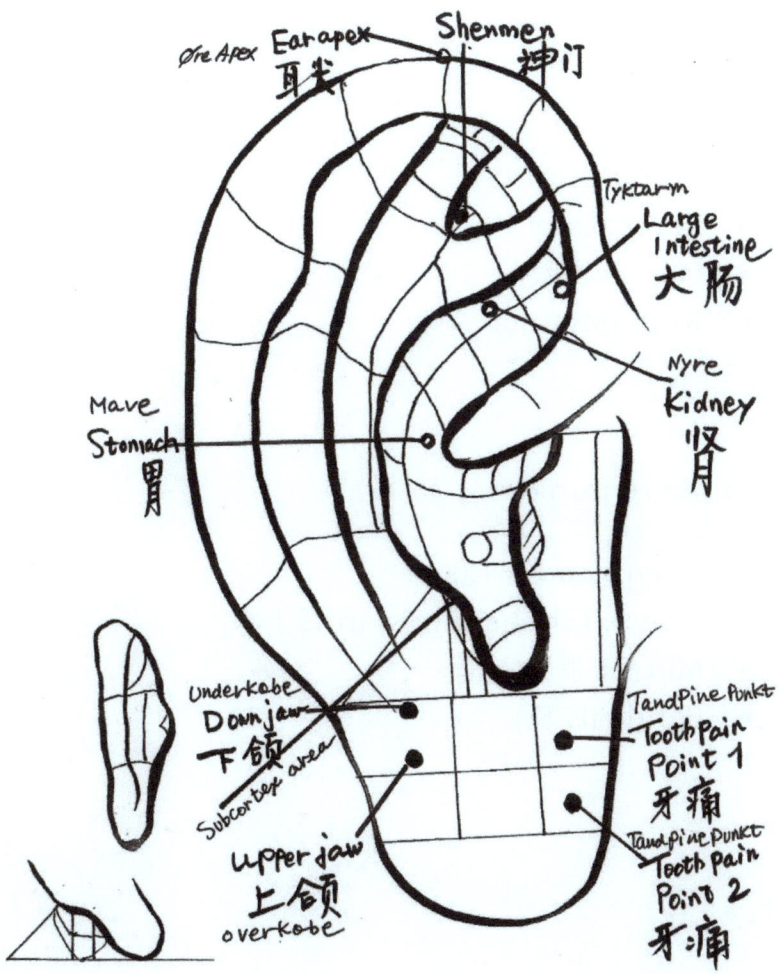

(9) Ansigtslammelse (Miantan 面瘫)

Hovedpunkter

- Mund (Kou 口)
- Lever (Gan 肝)
- Øje (Yan 眼)
- Kind (Mianjia 面颊)

Sekundære punkter

- Shenmen (神 门)
- Binyre (Shenshangxian 肾上腺)
- Milt (Pi 脾)
- Pande (E 额)

(9) Ansigtslammelse (Miantan 面瘫)

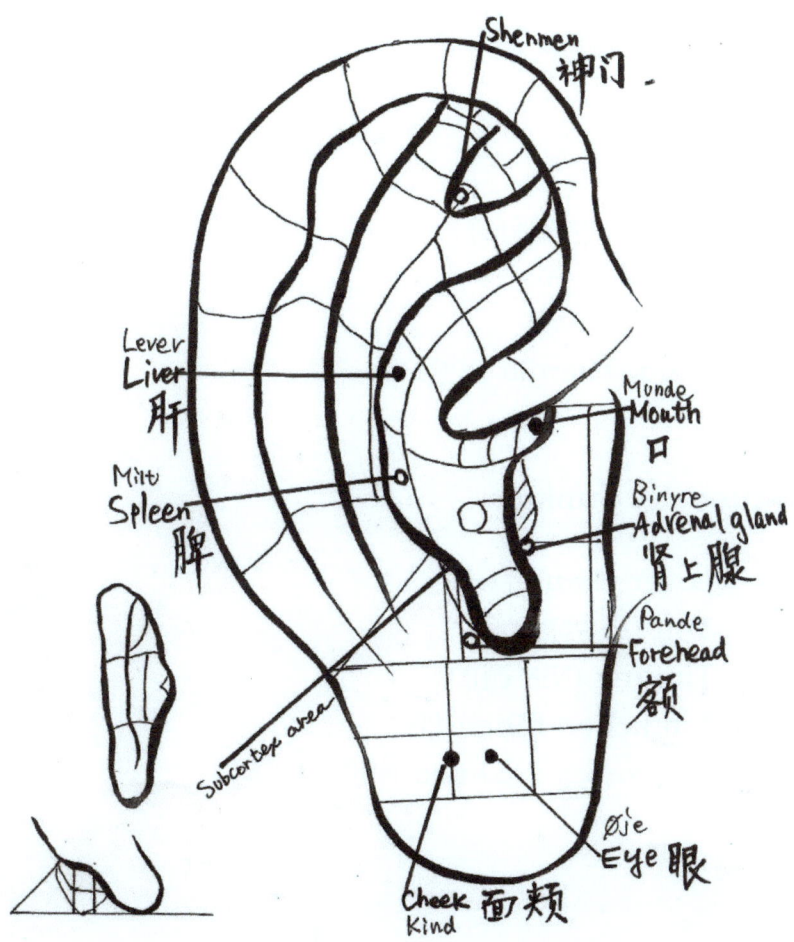

(10) Ansigtsspasme (Mianbujingluan 面部痉挛)

Hovedpunkter

- Shenmen (神门)
- Mund (Kou 口)
- Øje (Yan 眼)
- Kind (Mianjia 面颊)

Sekundære punkter

- Lever (Gan 肝)
- Milt (Pi 脾)
- Tinding (Nie 颞)
- Nakkeben (Zhen 枕)
- Subcortex (Pizhixia 皮质下)

(10) Ansigtsspasme (Mianbujingluan 面部痉挛)

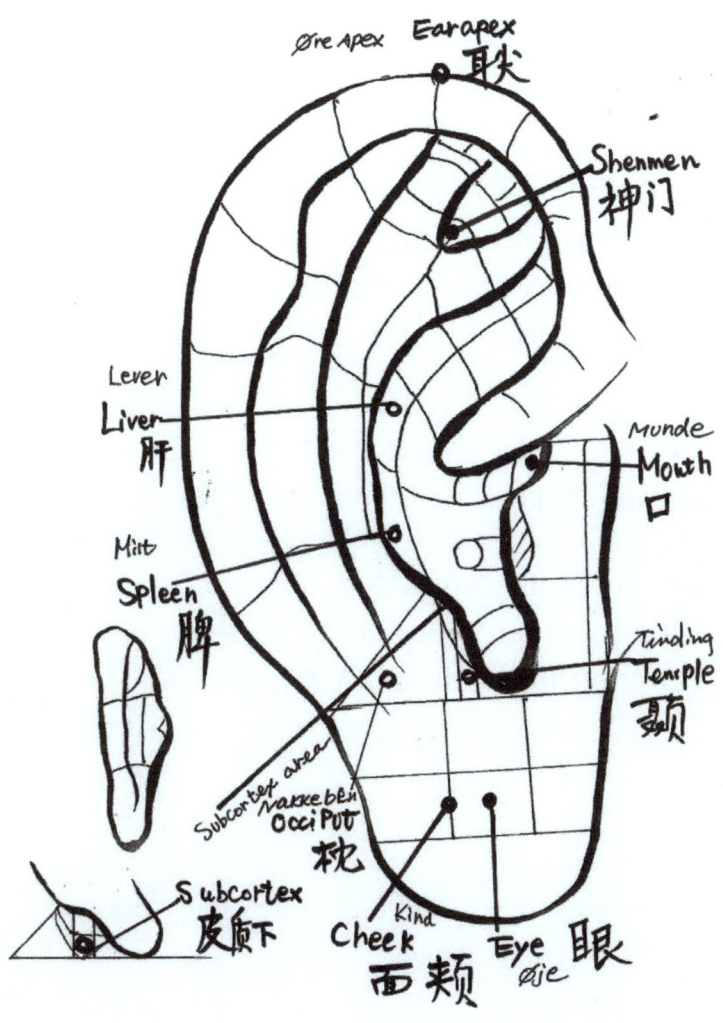

(11) Otitis Media (Zhongeryan 中耳炎)

Hovedpunkter

- Nyre (Shen 肾)
- Nakkeben (Zhen 枕)
- Endokrin (Neifenmi 内分泌)
- Indre øre (Neier 内耳)

Sekundære punkter

- Øre Apex (Erjian 耳尖)
- Eksternt øre (Waier 外耳)
- Binyre (Shenshangxian 肾上腺)

(11) Otitis Media (Zhongeryan 中耳炎)

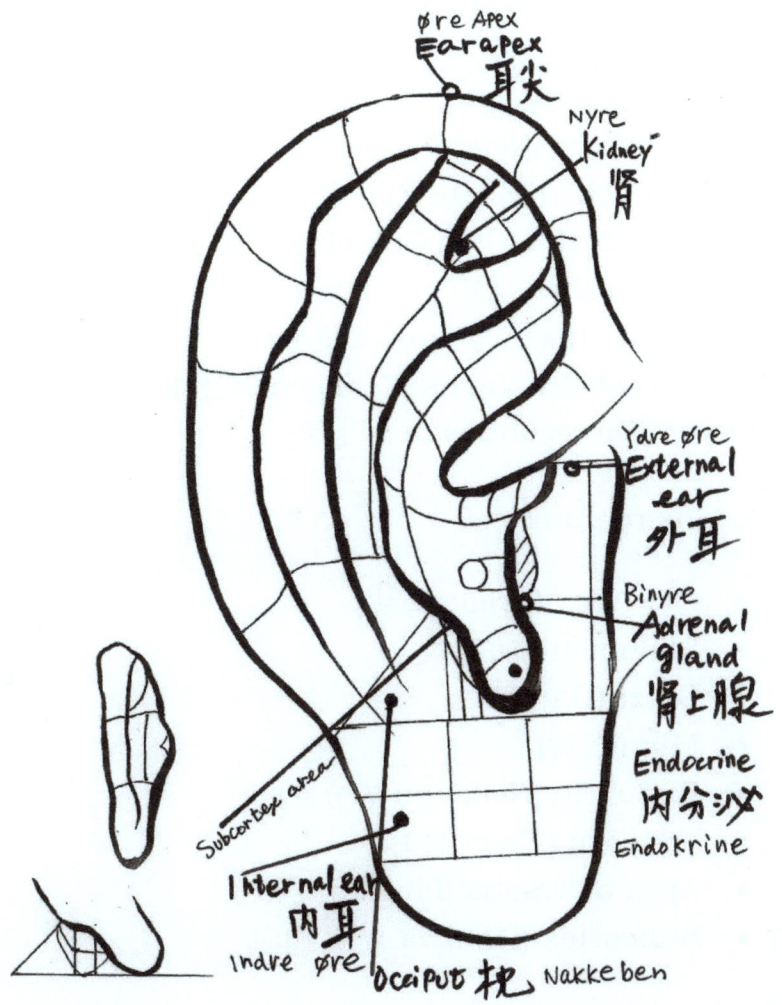

(12) Tinnitus (Erming 耳鸣)

Hovedpunkter

- Indre øre (Neier 内耳)
- Nakkeben (Zhen 枕)
- Bugspytkirtel og Galdeblære (Yidan 胰胆)
- Nyre (Shen 肾)
- Sympathesis (Jiaogan 交感)
- Rod af Øre Vagus (Ermigen 耳迷根)
- Binyer (Shenshangxian 肾上腺)

Sekundære punkter

- Øre Apex (Erjian 耳尖)
- Shenmen (神门)
- Lever (Gan 肝)
- Milt (Pi 脾)
- Endokrin (Neifenmi 内分泌)
- Ydre øre (Waier 外耳)
- Apex af Tragus (Pingjian 屏尖)
- Subcortex (Pizhixia 皮质下)

(12) Tinnitus (Erming 耳鸣)

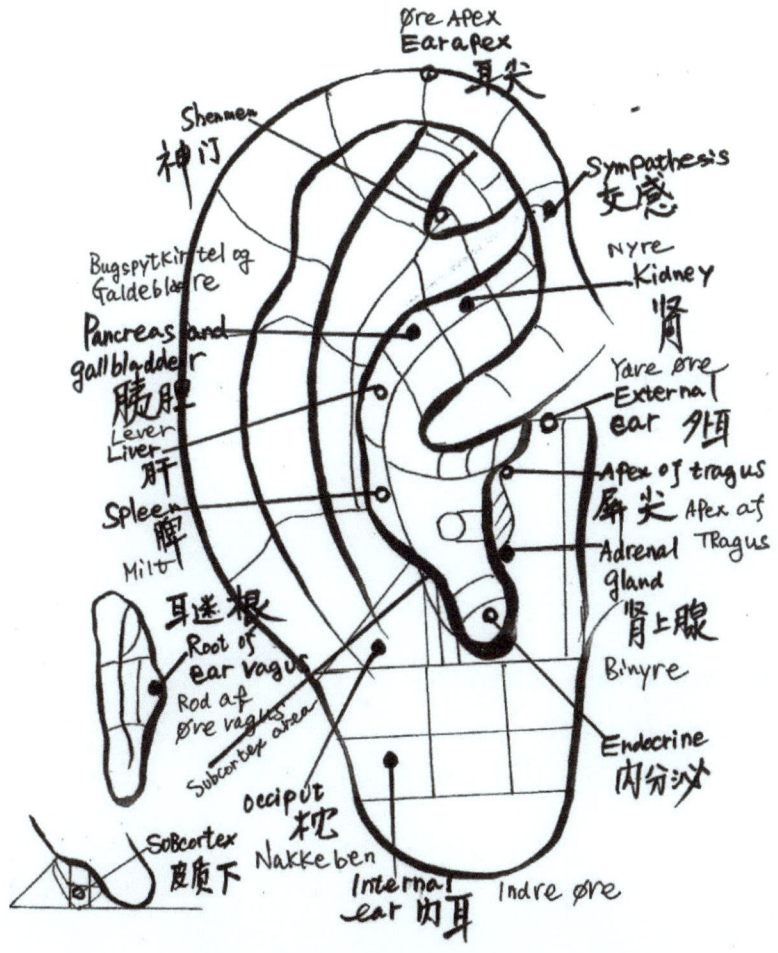

*Sympathesis (Jiaogan 交感)... skjult
*Subcortex (Pizhixia 皮质下) ... skjult

(13) Nærsynet (Jinshi 近视)

Hovedpunkter

- Posterior intertragal (Pinjianhou 屏间后)
- Øre Apex (Erjian 耳尖)
- Nyre (Shen 肾)
- Lever (Gan 肝)
- Milt (Pi 脾)
- Øje (Yan 眼)
- Nyt øje 1.2 (Xinyan 新眼)

Sekundære punkter

- Nakkeben (Zhen 枕)
- Pande (E 额)
- Nyt øje 3.4 (Xinyan 新眼)

t

(13) Nærsynet (Jinshi 近视)

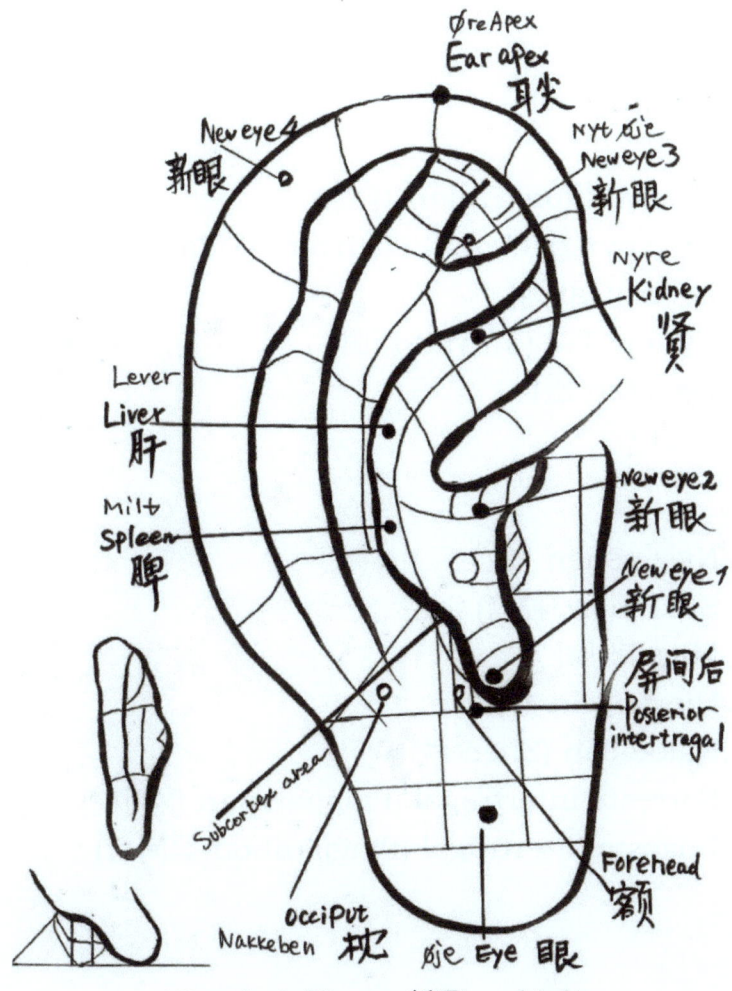

*Nyt øje 4 (Xinyan 新眼)… skjult

(14) Grøn stær (Qingguangyan 青光眼)

Hovedpunkter

- Ørefunktion (Erjian 耳尖)
- Bugspytkirtel og Galdeblære (Yidan 胰胆)
- Lever (Gan 肝)
- Nyt øje 1-2 (Xinyan 新眼)
- Øje (Yan 眼)

Sekundært øje

- Nyre (Shen 肾)
- Shenmen (神门)
- Milt (Pi 脾)
- Hjerte (Xin 心)
- Nakkeben (Zhen 枕)
- Forreste intertragal (Pingjianqian 屏间前)
- Bageste intertragal (Pingjianhou 屏间后)

(14) Grøn stær (Qingguangyan 青光眼)

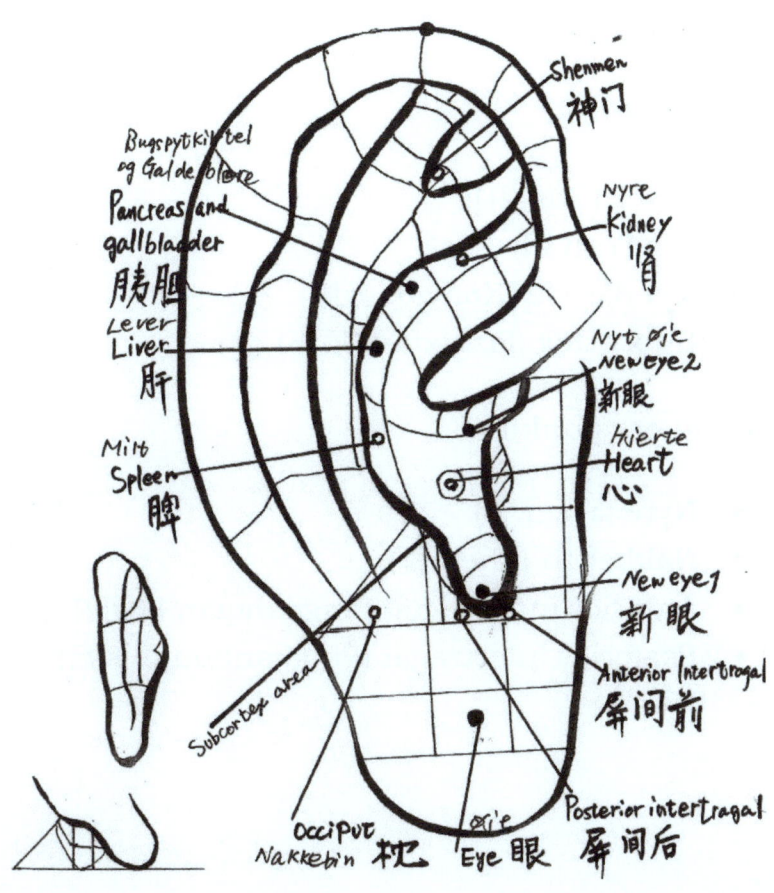

(15) Optisk atrofi (Shishenjing weisuo 视神经萎缩)

Hovedpunkter

- Lever (Gan 肝)
- Øje (Yan 眼)
- Nyt øje 1-2 (Xonyan 新眼)
- Subcortex (Pizhixia 皮质下)

Sekundære punkter

- Nyre (Shen 肾)
- Nakkeben (Zhen 枕)
- Anterior intertragal (Pingjianqian 屏间前)
- Posterior intertragal (Pingjianhou 屏间后)

(15) Optisk atrofi (Shishenjing weisuo 视神经萎缩)

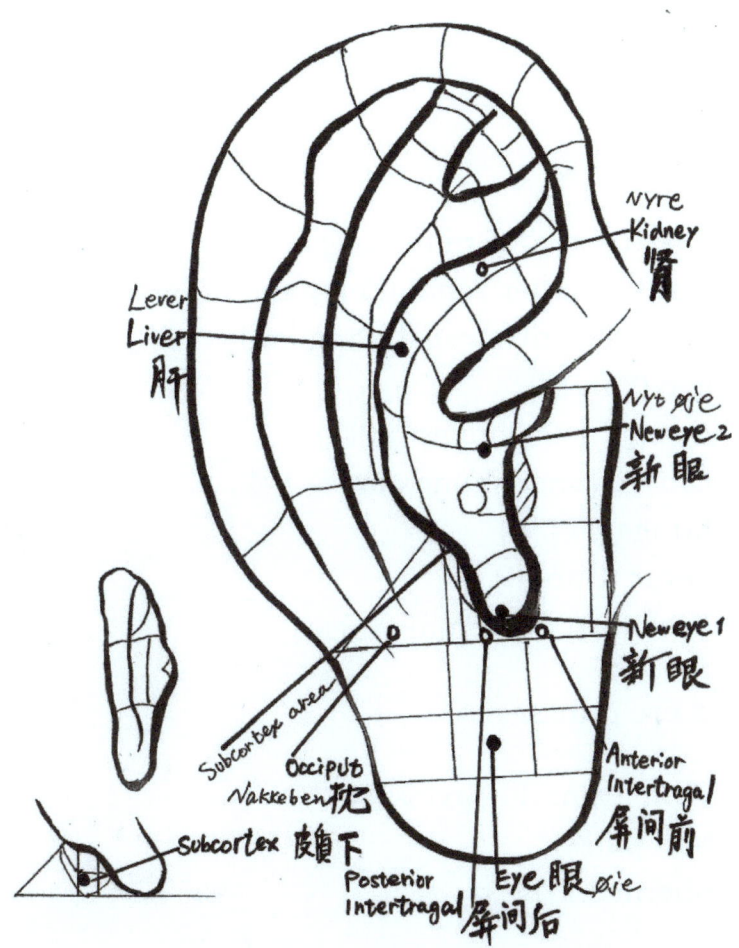

Nyre
Kidney
肾

Lever
Liver
肝

Nyt øie
New eye 2
新眼

New eye 1
新眼

Subcortex area

Occiput
Nakkeben 枕

Subcortex 髓下

Anterior
Intertragal
屏间前

Posterior
Intertragal
屏间后

Eye 眼 øie

*Subcortex (Pizhixia 皮质下) … skjult

(16) Akut konjunktivitis (Jixingjiemoyan 急性结膜炎)

Hovedpunkter

- Ørefunktion (Erjian 耳尖)
- Anterior intertragal (Pingjianqian 屏间前)
- Posterior intertragal (Pingjianhou 屏间后)
- Øje (Yan 眼)
- Nyt øje 1-2 (Xinyan 新 眼)
- Binyre (Shenshangxian 肾上腺)
- Lunge (Fei 肺)
- Lever (Gan 肝)
- Endokrin (Neifenmi 内分泌)

Sekundære punkter

- Vindstrøm (Fengxi 风溪)
- Milt (Pi 脾)
- Shenmen (神门)

(16) Akut konjunktivitis (Jixingjiemoyan 急性结膜炎)

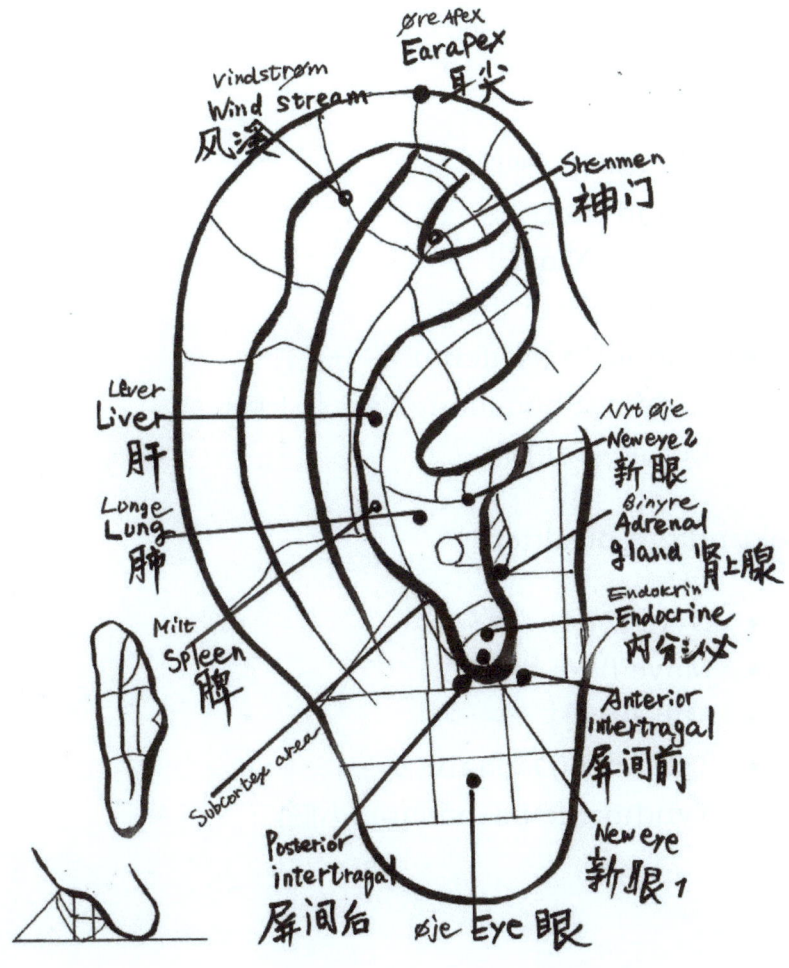

(17) Mundsår (Kouqiangkuiyang 口腔 溃疡)

Hovedpunkter

- Shenmen (神门)
- Mund (Kou 口)
- Hjerte (Xin 心)
- Tunge (Hun 舌)
- Endokrin (Neifenmi 内分泌)
- Binyre (Shenshangxian 肾上腺)
- Lunge (Fei 肺)

Sekundære punkter

- Nyre (Shen 肾)
- Mave (Wei 胃)
- Milt (Pi 脾)
- Tyktarm (Dachang 大肠)
- Tyndtarme (xiaochang 小肠)

(17) Mundsår (Kouqiangkuiyang 口腔 溃疡)

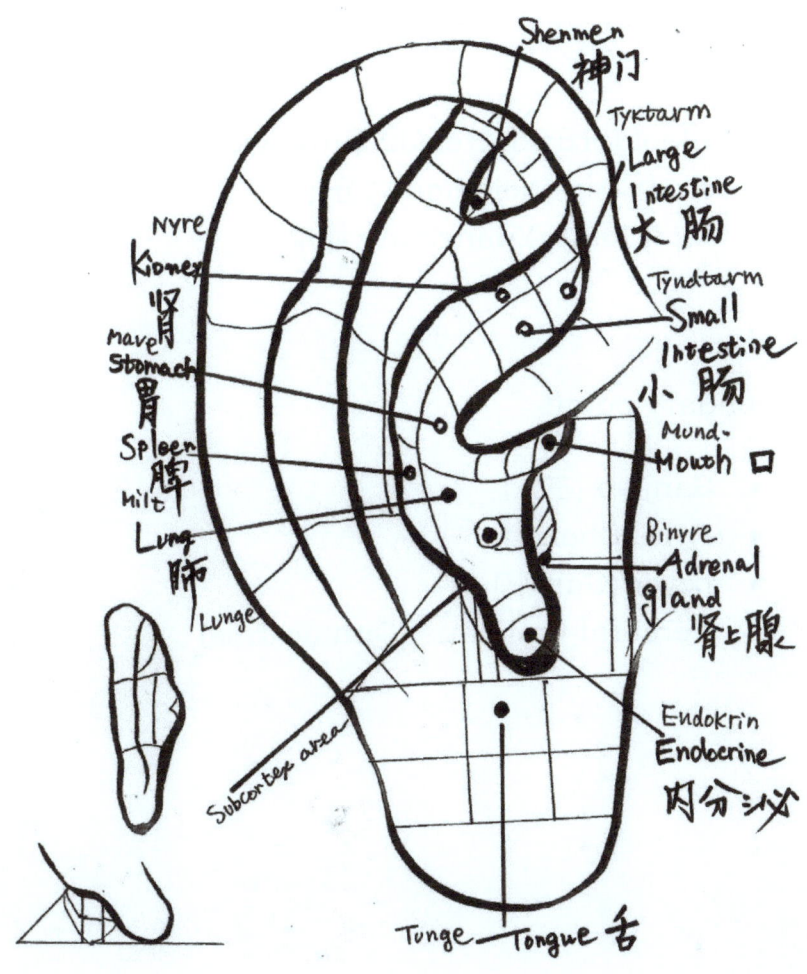

(18) Struma (Jiazhuangxianzhong 甲状腺肿)

Main points

- Skjoldbruskkirtel (Jiazhuangxian 甲状腺)
- Endokrin (Neifenmi 内分泌)
- Midt kant (Yuanzhong 缘中)

Secondary points

- Sanjiao (三焦)
- Nyre (Shen 肾)
- Lever (Gan 肝)
- Cerebral thalamus (Qiunao 丘脑)

(18) Struma (Jiazhuangxianzhong 甲状腺肿)

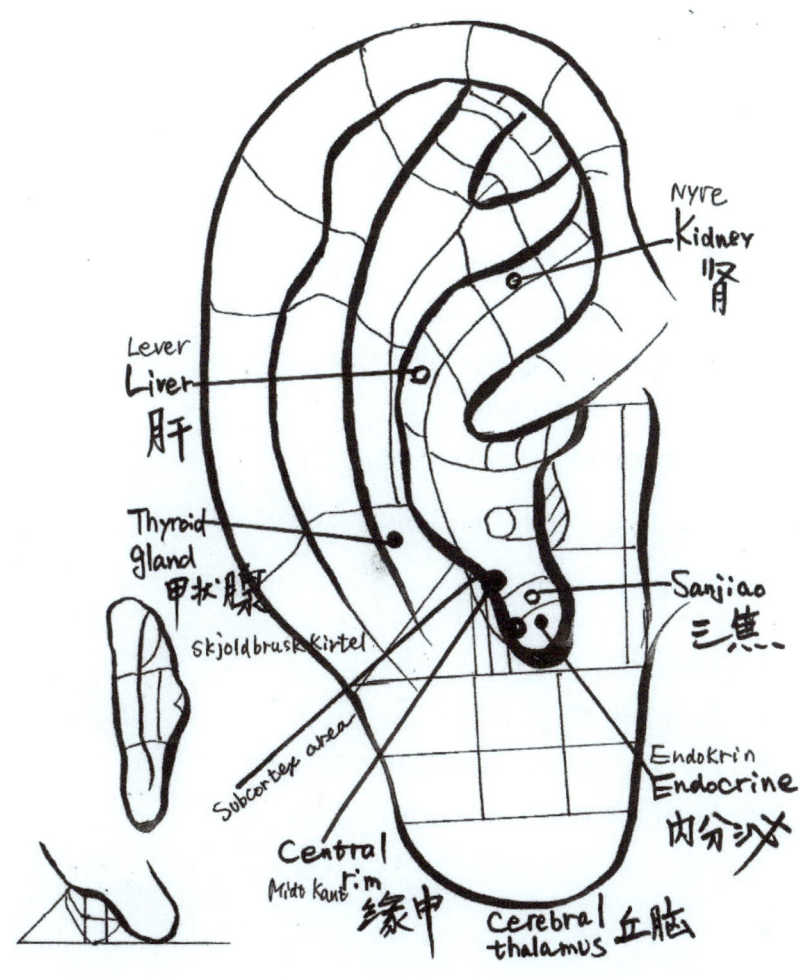

Nyre
Kidney
肾

Lever
Liver
肝

Thyroid
gland
甲状腺
Skjoldbruskkirtel

Sanjiao
三焦

Subcortex area

Endokrin
Endocrine
内分泌

Central
Midte kant'm
缘中

Cerebral
thalamus
丘脑

KAPITEL 5. Dermatologiske sygdomme
(1) Psoriasis (Yinxiebing 银屑病)

Hovedpunkter

- Øre Apex (Erjian 耳尖)
- Lunge (Fei 肺)
- Endcrine (Neifenmi 内分泌)
- Shenmen (神门)
- Hjerte (Xin 心)
- Nakkeben (Zhen 枕)
- Subcortex (Pizhixia 皮质下)

Sekundære punkter

- Lever (Gan 肝)
- Milt (Pi 脾)
- Binyre (Shenshangxian 肾上腺)
- Midt kant (Yuanzhong 缘中)

(1) Psoriasis (Yinxiebing 银屑病)

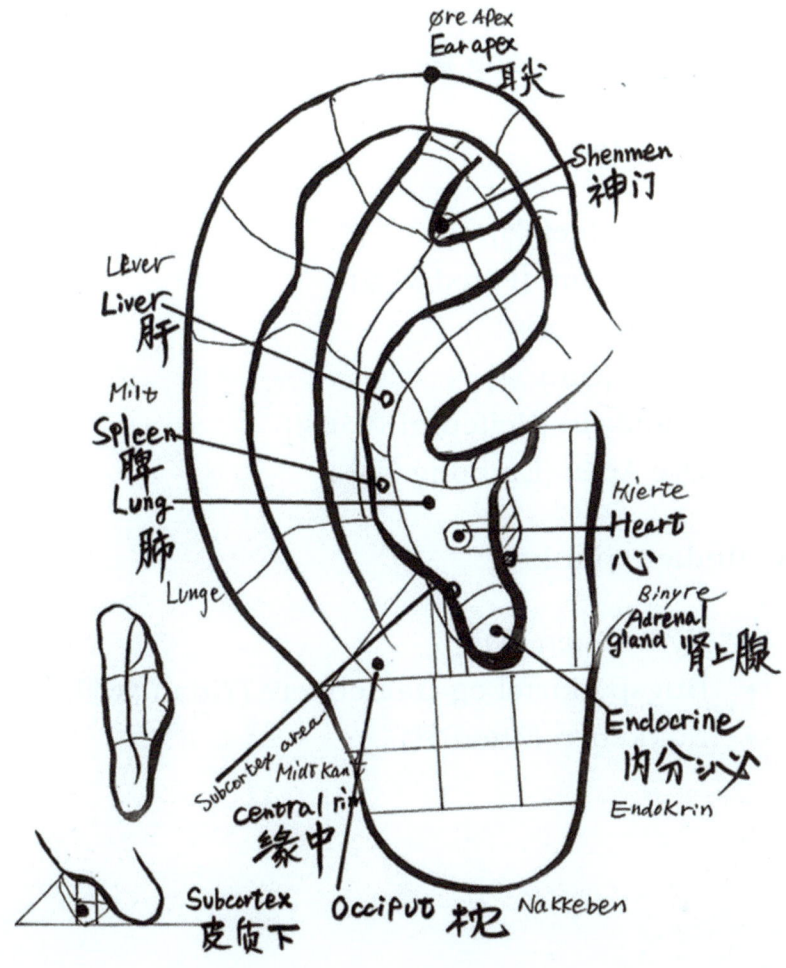

*Subcortex (Pizhixia 皮质下) … skjult

(2) Pruritus (Saoyang 瘙痒)

(2) Pruritus (Saoyang 瘙痒)

Hovedpunkter

- Lunge (Fei 肺)
- Vindstrøm (Fenxi 风溪)
- Shenmen (神门)
- Lever (Gan 肝)
- Endokrin (Neifenmi 内分泌)
- Øre Apex (Erzhong 耳中)

Sekundære punkter

- Nyre (Shen 肾)
- Bugspytkirtel og Galdeblære (Yidan 胰胆)
- Nakkeben (Zhen 枕)

(2) Pruritus (Saoyang 瘙痒)

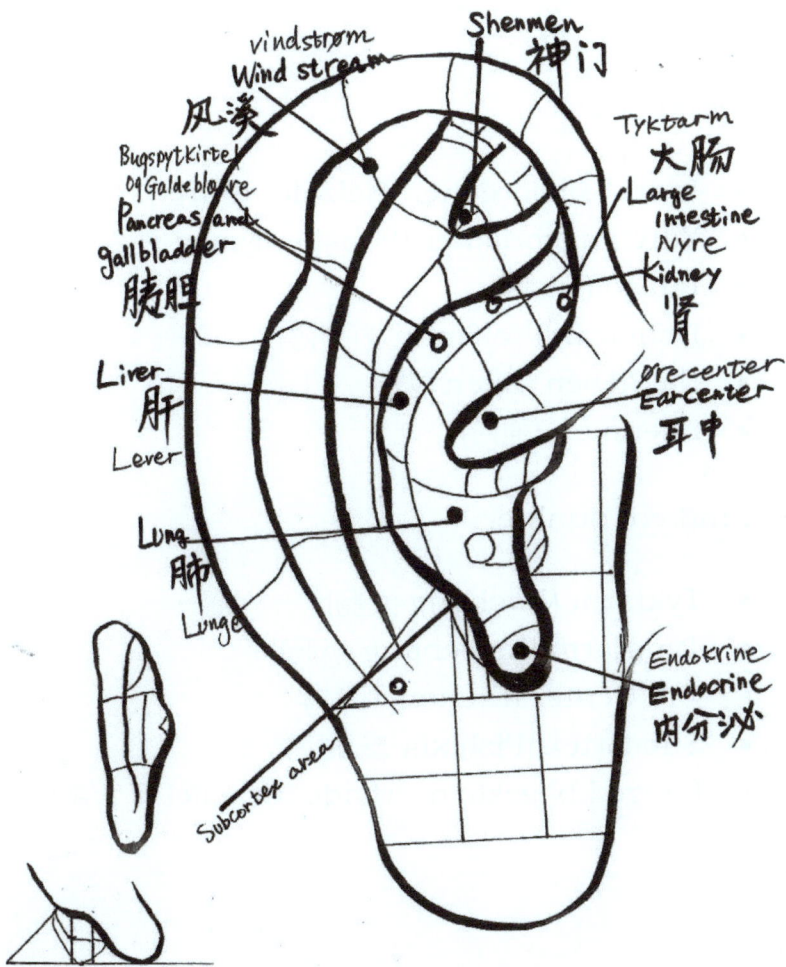

(3) Pruritus Vulvae (Waiyinsaoyang 外阴瘙痒)

Hovedpunkter

- Indre kønsorganer (Neizhiqi 内殖器)
- Ydre kønsorganer (Waishengzhiqi 外生殖器)
- Lunge (fei 肺)
- Endokrin (Neifenmi 内分泌)
- Nakkeben (Zhen 枕)
- Shenmen (神门)

Sekundære punkter

- Tyktarm (Dachang 大肠)
- Tyndtarm (Xiaochang 小肠)
- Øre Center (Erzhon 耳 中)
- Subcortex (Pizhixia 皮质下)
- Lunge i bageste overflade (Erbeifei 耳背肺)

(3) Pruritus Vulvae (Waiyinsaoyang 外阴瘙痒)

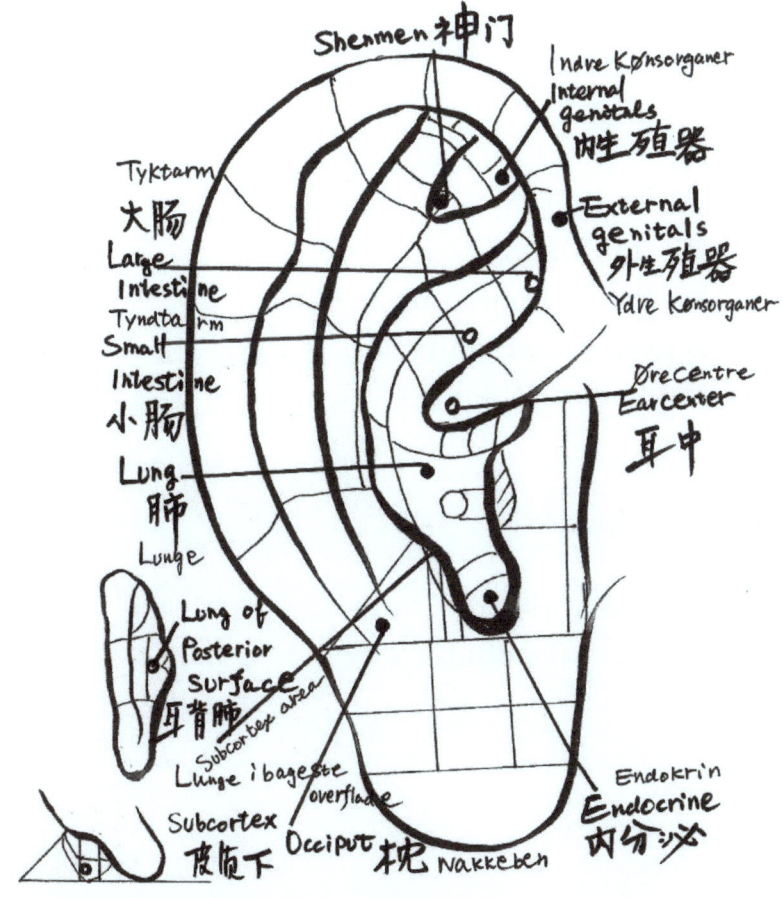

*Subcortex (Pizhixia 皮质下) ... skjult

(4) Seborrheic dermatitis (Zhiyixingpiyan 脂溢性皮炎)

Hovedpunkter

- Lunge (Fei 肺)
- Hjerte (Xin 心)
- Endokrin (Neifenmi 内分泌)
- Binyre (Shenshangxian 肾上腺)
- Nakkeben (Zhen 枕)

Sekundære punkter

- Shenmen (神门)
- Tyktarm (Dachang 大肠)

(4) Seborrheic dermatitis (Zhiyixingpiyan 脂溢性皮炎)

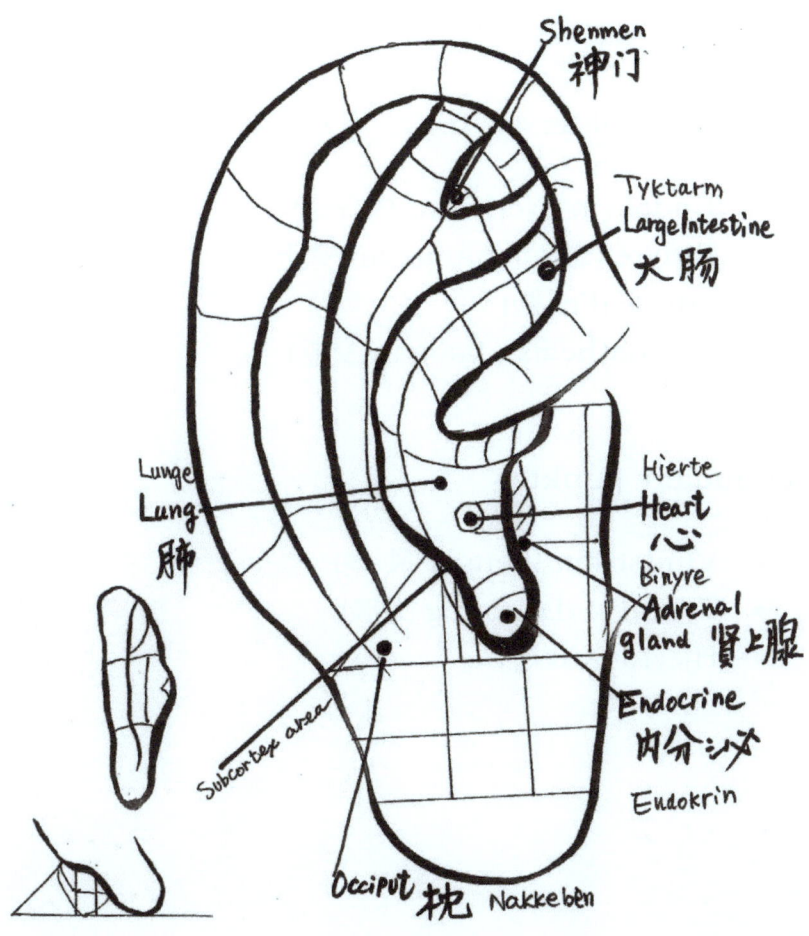

(5) Allergisk dermatitis (Guominxingpiyan 过敏性皮炎)

Hovedpunkter

- Endokrin (Neifenmi 内分泌)
- Binyre (Shenshangxian 肾上腺)
- Lunge (Fei 肺)
- Sympathesis (Jiaogan 交感)

Sekundære punkter

- Vindstrøm (Fengxi 风 溪)
- Tyktarm (Dachang 大肠)
- Hjerte (Xin 心)

(5) Allergisk dermatitis (Guominxingpiyan 过敏性皮炎)

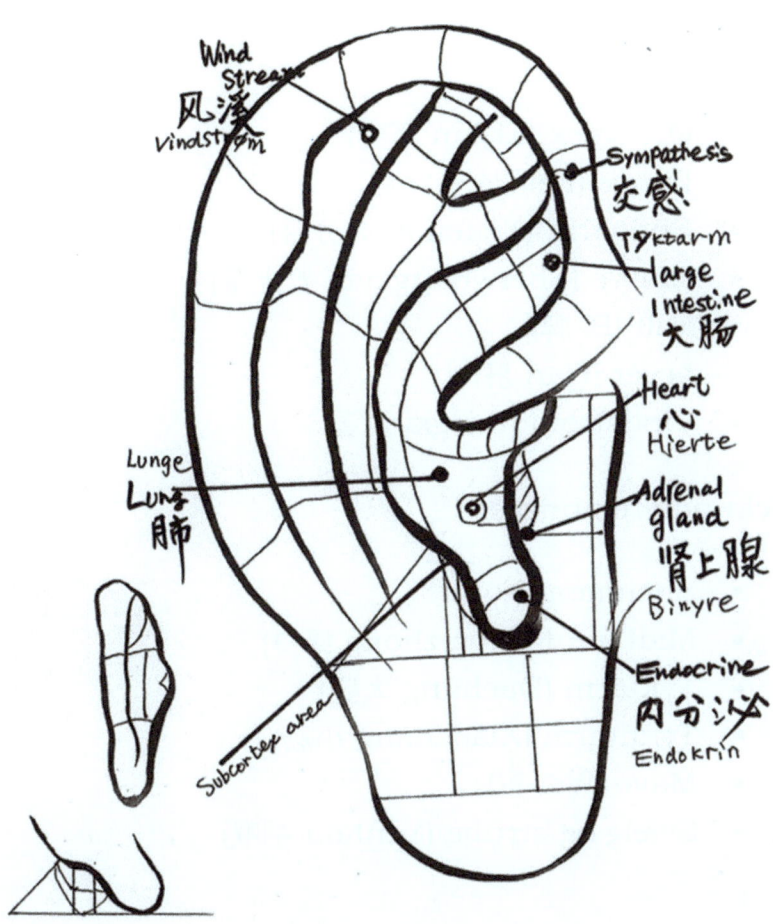

(6) Nældefeber (Xunmazhen 荨麻疹)

Hovedpunkter

- Øre Apex (Erjian 耳尖)
- Lunge (Fei 肺)
- Endokrin (Neifenmi 内分泌)
- Binyre (Shenshangxian 肾上腺)
- Milt (Pi 脾)
- Lever (Gan 肝)
- Vindstrøm (Fengxi 风溪)

Sekundære punkter

- Shenmen (神 门)
- Midt kant (Yuanzhong 缘中)
- Tyktarm (Dachang 大肠)
- Tyndtarm (Xiaochang 小肠)
- Mave (Wei 胃)
- Svælg og strube (Yanhou 咽喉)

(6) Nældefeber (Xunmazhen 荨麻疹)

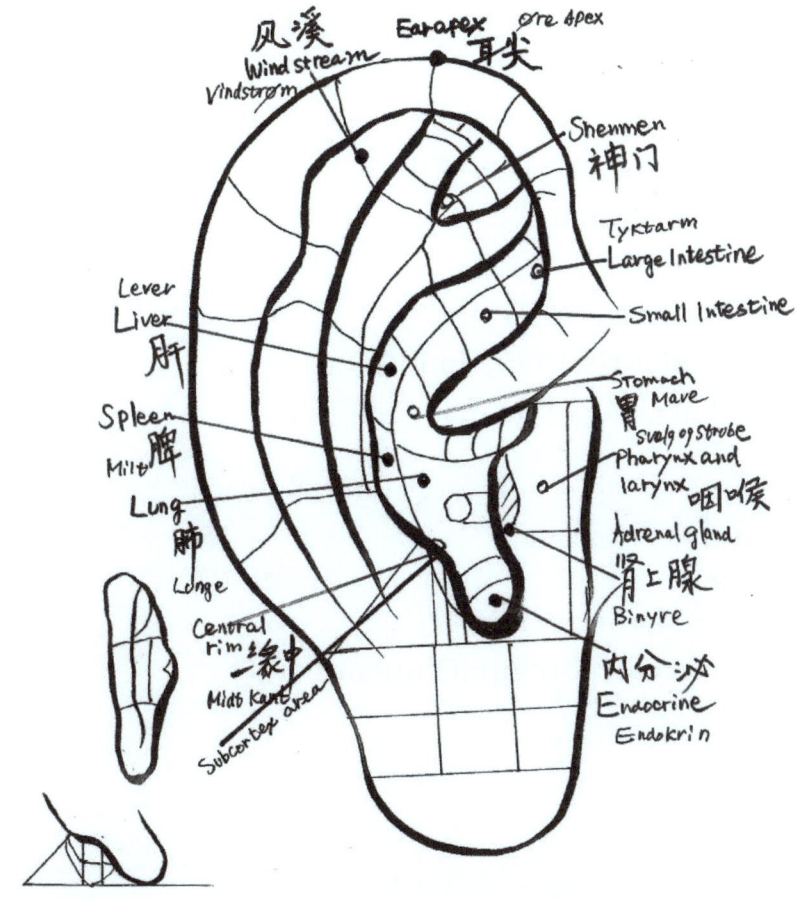

*Svælg og strube (Yanhou 咽喉)... skjult

(7) Herpes Zoster (Daizhuangpaozhen 带状疱疹)

Hovedpunkter

- ØreApex (Erjian 耳尖)
- Nyre (Shen 肾)
- Shenmen (神门)
- Lever (Gan 肝)
- Endokrin (Neifenmi 内分泌)
- Subcortex (Pizhixia 皮质下)

Sekundære punkter

- Nakkeben (Zhen 枕)
- Forreste Øreflip (Chuiqian 垂前)

(7) Herpes Zoster (Daizhuangpaozhen 带状疱疹)

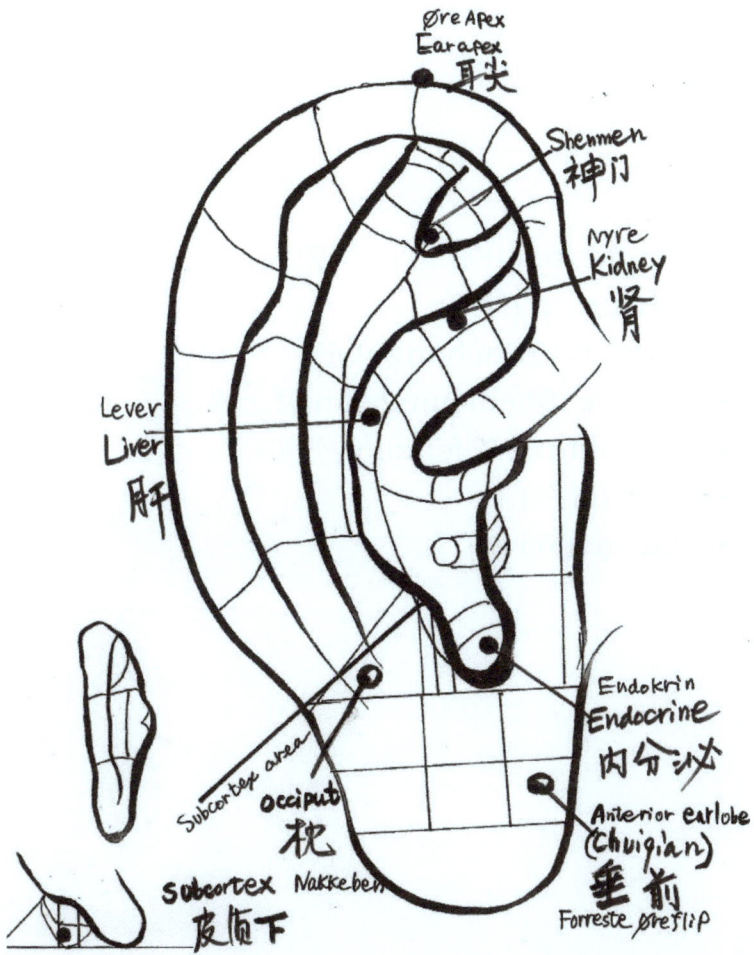

*Subcortex (Pizhixia 皮质下) … skjult

(8) Eksem (Shizhen 湿疹)

Hovedpunkter

- Vindstrøm (Fengxi 风 溪)
- Shenmen (神门)
- Tyktarm (Dachang 大肠)
- Binyre (Shenshangxian 肾上腺)
- Endokrin (Neifenmi 内分泌)
- Milt (Pi 脾)
- Lunge (Fei 肺)

(8) Eksem (Shizhen 湿疹)

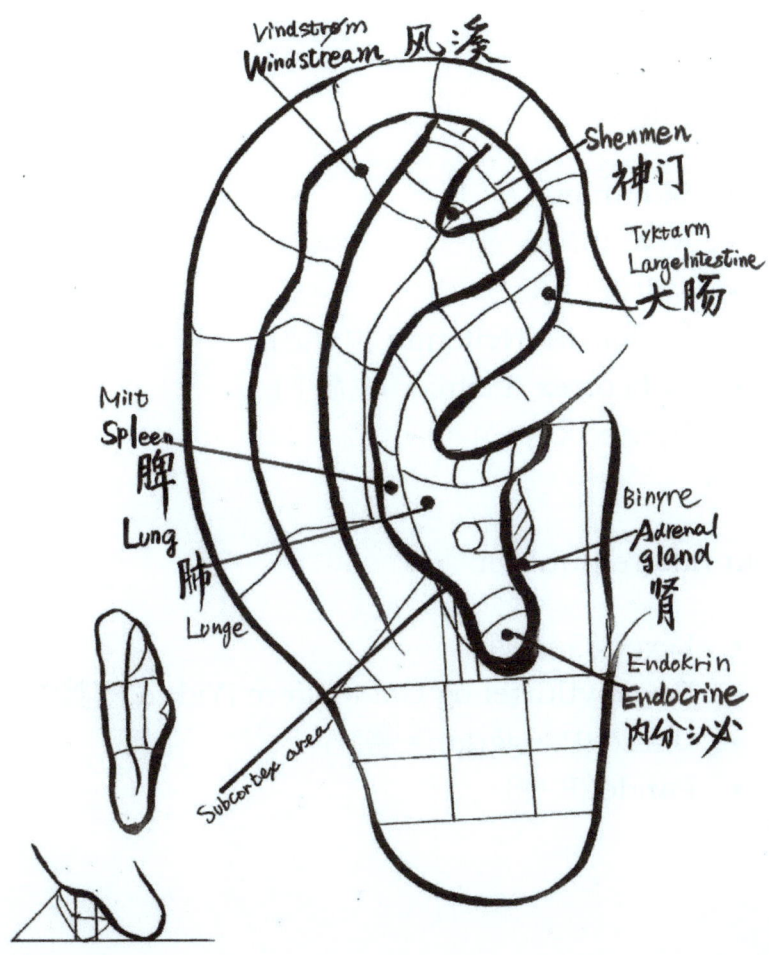

(9) Hårtab (Tuofa 脱发)

Hovedpunkter

- Shenmen (神门)
- Nyre (Shen 肾)
- Milt (Pi 脾)
- Endokrin (Neifenmi 内分泌)
- Subcortex (Pizhixia 皮质下)
- Hjerte (Xin 心)

Sekundære punkter

- Lever (Gan 肝)
- Bugspytkirtel og Galdeblære (Yidan 胰胆)
- Blære (Pangguang 膀胱)
- Pande (E 额)

(9) Hårtab (Tuofa 脱发)

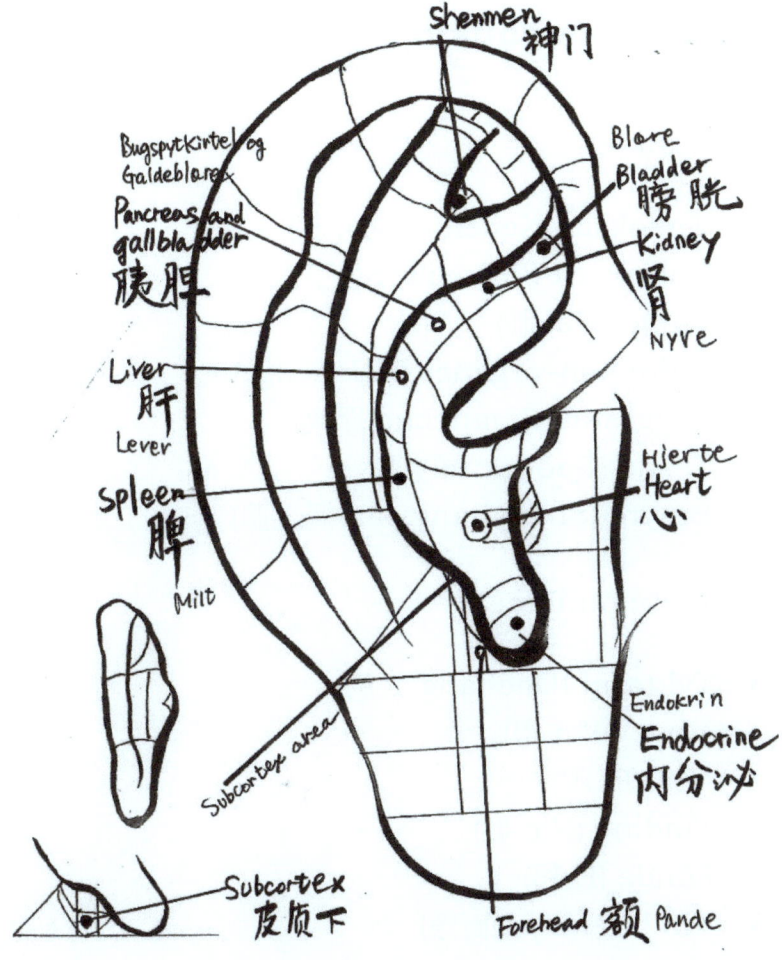

*Subcortex (Pizhixia 皮质下) … skjult

KAPITEL 6. Kosmetisk akupunktur

(1) Akne (Cuochuang 痤疮)

Hovedpunkter

- Endokrin (Neifenmi 内分泌)
- Subcortex (Pizhixia 皮质下)
- Lunge (Fei 肺)
- Indre kønsorganer (Neishengzhiqi 内生殖器)
- Æggestok (Luanchao 卵巢)
- Testis (Gaowan 睾丸)
- Binyre (Shenshangxian 肾上腺)

Sekundære punkter

- Tyktarm (Dachang 大肠)
- Mave (Wei 胃)
- Milt (Pi 脾)
- Tinding (Nie 颞)
- Pande (E 额)
- Kind (Mianjia 面颊)

(1) Akne (Cuochuang 痤疮)

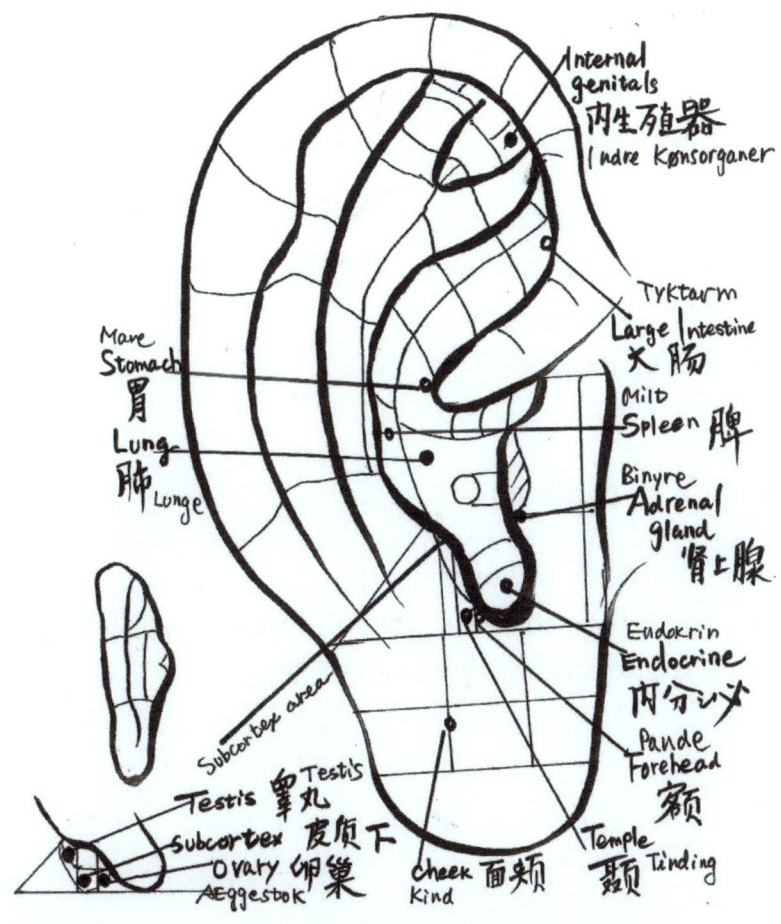

*Subcortex (Pizhixia 皮质下), Testis (Gaowan 睾丸)
 og Æggestok (Luanchao 卵巢)… skjult

(2) Chloasma, Melasma (Huangheban 黄褐斑)

Hovedpunkter

- Binyre (Shenshangxian 肾上腺)
- Endokrin (Neifenmi 内分泌)
- Nyre (Shen 肾)
- Lever (Gan 肝)

Sekundære punkter

- Livmoder (Zigong 子宫)
- Indre kønsorganer (Neishengzhiqi 内生殖器)
- Prostata (Qianliexian 前列腺)

(2) Chloasma, Melasma (Huangheban 黄褐斑)

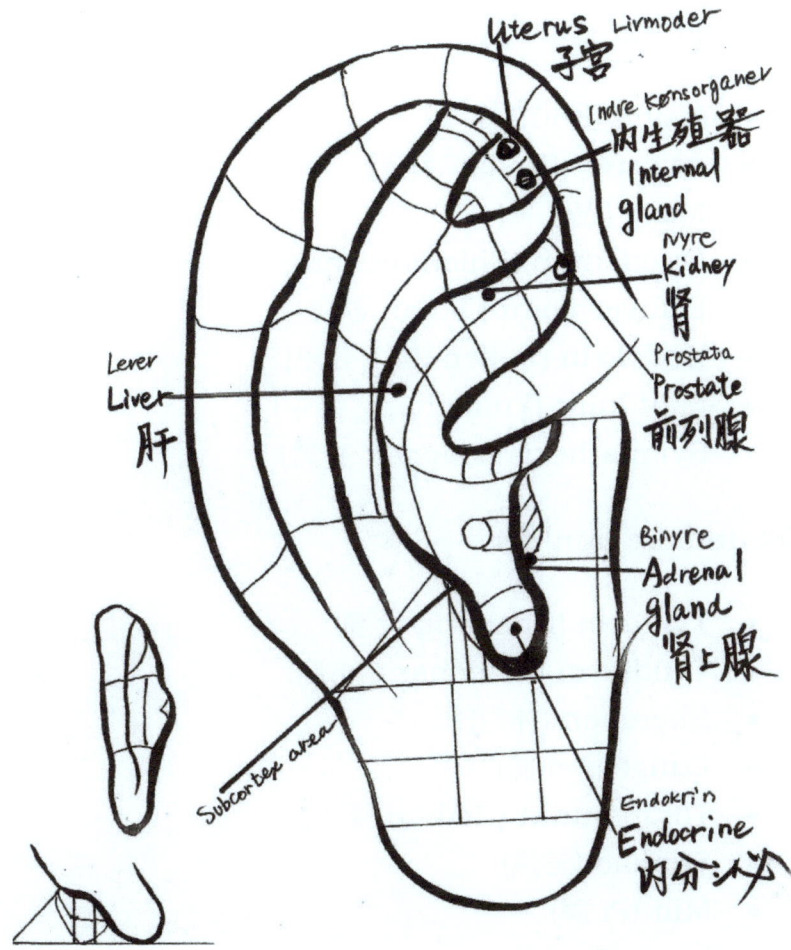

(3) Vægttab (Jianfei 减肥)

Hovedpunkter

- Mund (Kou 口)
- spiserør (Shidao 食道)
- Mave (Wei 胃)
- Duodenum (Shierzhichang 十二指肠)
- Hunger point (Jidian 飢点)
- Endokrin (Neifenmi 内分泌)
- Midt kant (Yuanzhong 缘中)
- Sympathesis (Jiaogan 交感)

Sekundære punkter

- Tyktarm (Dachang 大肠)
- Tyndtarm (Xiaochang 小肠)
- Shenmen (神门)
- Lunge (Fei 肺)
- Tørstepunkt (Hedian 喝点)
- Sanjiao (三焦)
- Milt (Pi 脾)
- Lever (Gan 肝)
- Subcortex (Pizhixia 皮质下)

(3) Vægttab (Jianfei 减肥)

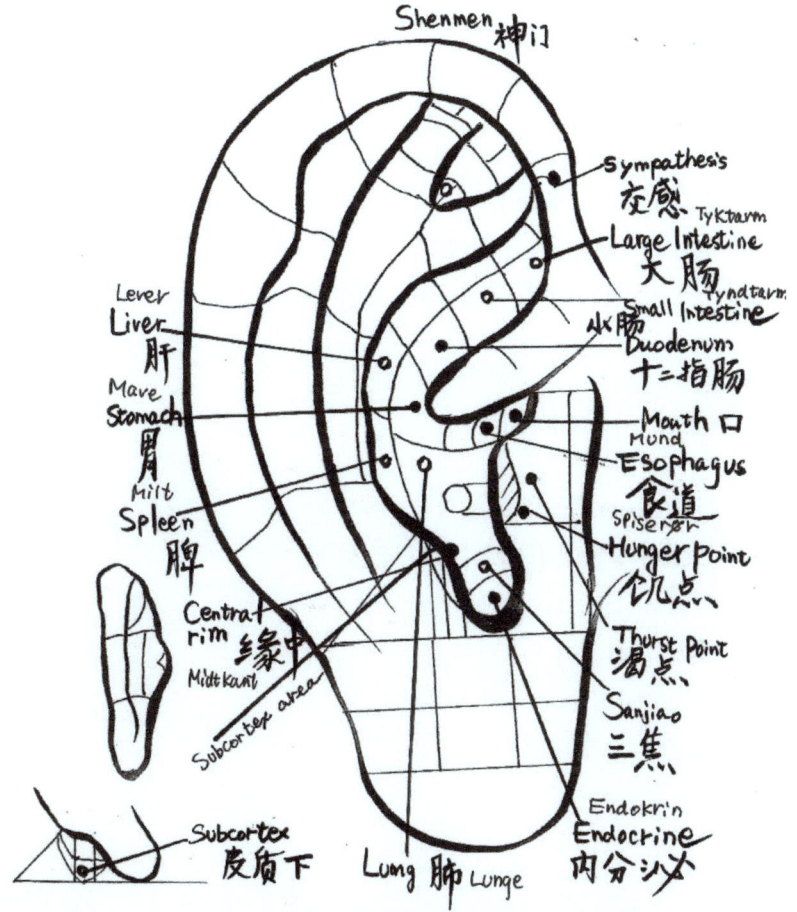

*Sympathesis (Jiaogan 交感)... skjult
*Subcortex (Pizhixia 皮质下) ... skjult

(4) Kosmetisk behandling (Meirong 美容)

Hovedpunkter

- Lunge (Fei 肺)
- Kind (Mianjia 面颊)
- Endokrin (Neifenmi 内分泌)

Sekundære punkter

- Sanjiao (三焦)
- Subcortex (Pizhixia 皮质下)
- Nyre (Shen 肾)
- Milt (Pi 脾)

(4) Kosmetisk behandling (Meirong 美容)

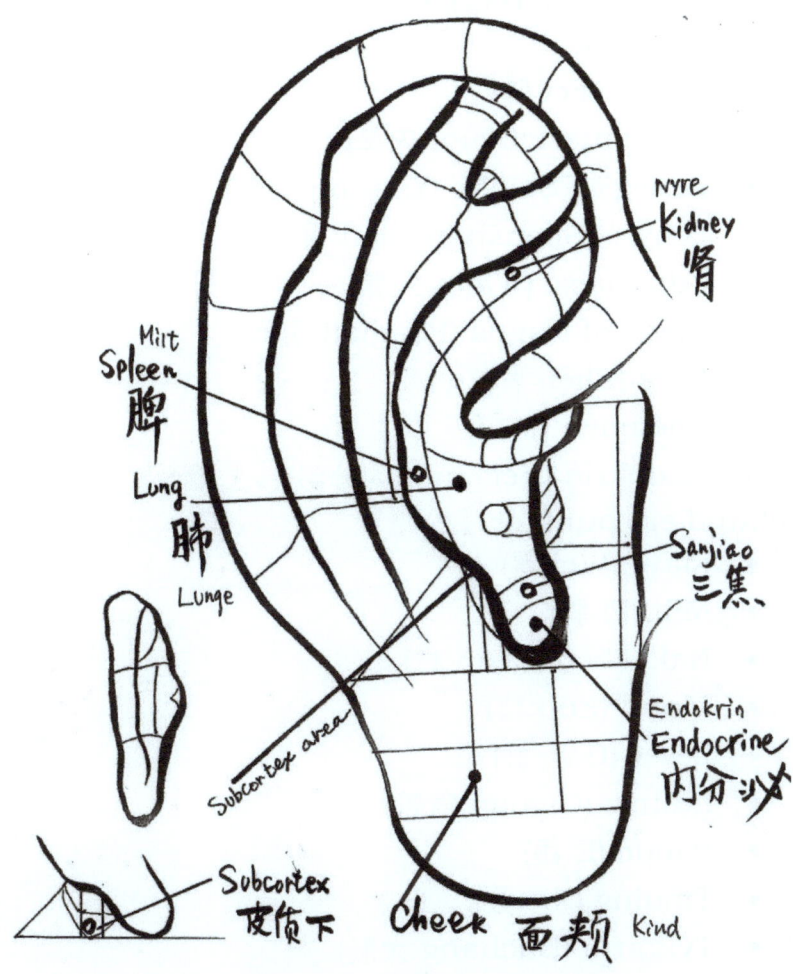

Nyre
Kidney
肾

Milt
Spleen
脾

Lung
肺
Lunge

Sanjiao
三焦

Subcortex area

Endokrin
Endocrine
内分泌

Subcortex
皮质下

Cheek 面颊 Kind

*Subcortex (Pizhixia 皮质下) ... skjult

KAPITEL 7. Andet

(1) Forkølelse (Ganmao 感冒)

Hovedpunkter

- Lunge (Fei 肺)
- Indre næse (Neibi 内鼻)
- Svælg og Strube (Yanhou 咽喉)
- Binyre (Shenshangxian 肾上腺)
- Ydre næse (Waibi 外鼻)
- Spids af tragus (Pingjian 屏间)
- Nyre (Shen 肾)
- Shenmen (神门)
- Endokrin (Neifenmi 内分泌)

Sekundære punkter

- Mave (Wei 胃)
- Milt (Pi 脾)
- Nakkeben (Zhen 枕)
- Mund (Kou 口)
- Lever (Gan 肝)
- Luftrør (Qiguan 气管)
- Pande (E 额)
- Tinding (Nie 聂)
- Tyktarm (Dachang 大肠)
- Øre Apex (Erjian 耳尖))

(1) Forkølelse (Ganmao 感冒)

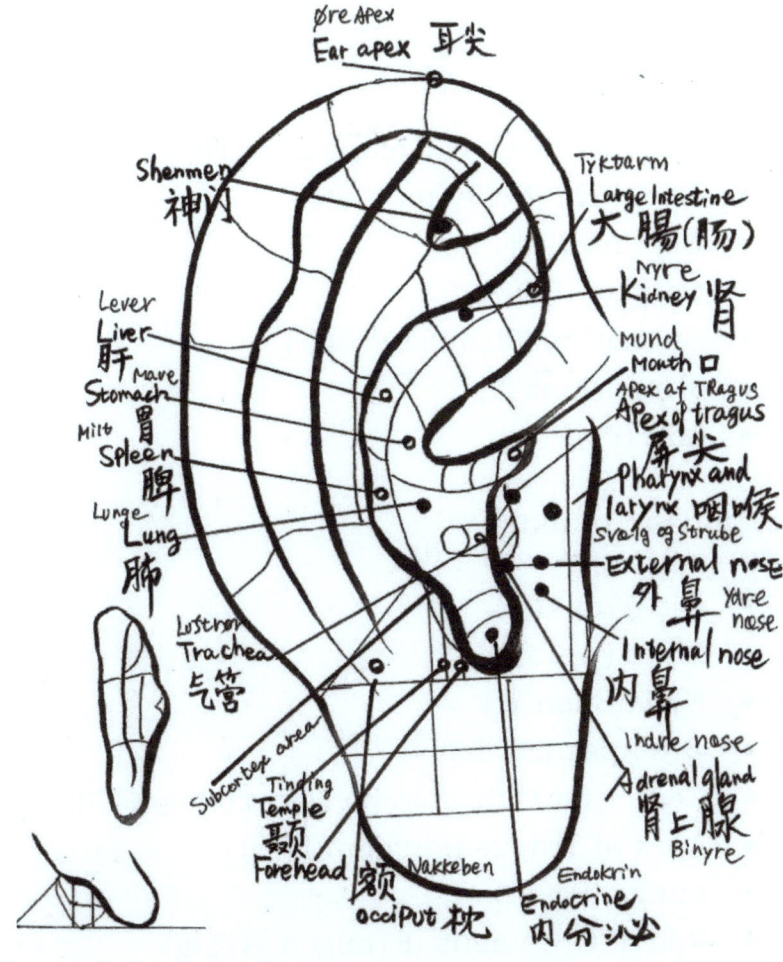

*Indre næse (Neibi 内鼻)… skjult

*Svælg og Strube (Yanhou 咽喉)… skjult

(2) Diabetes (Tangniaobing 糖尿病)

Hovedpunkter

- Bugspytkirtel og Galdeblære (Yidan 胰胆)
- Endokrin (Neifenmi 内分泌)
- Shenmen (神门)
- Sanjiao (三焦)
- Subcortex (Pizhixia 皮质下)
- Mund (Kou 口)
- Milt (Pi 脾)

Sekundære punkter

- Øje (Yan 眼)
- Mave (Wei 胃)
- Nyre (Shen 肾)
- Øre Apex (Er jian 耳尖)
- Center for Øvre concha (Tingzhong 艇中)
- Apex af Tragus (Pingjian 屏间)
- Lunge (Fei 肺)
- Rod af Øre Vagus (Ermigen 耳迷根)

(2) Diabetes (Tangniaobing 糖尿病)

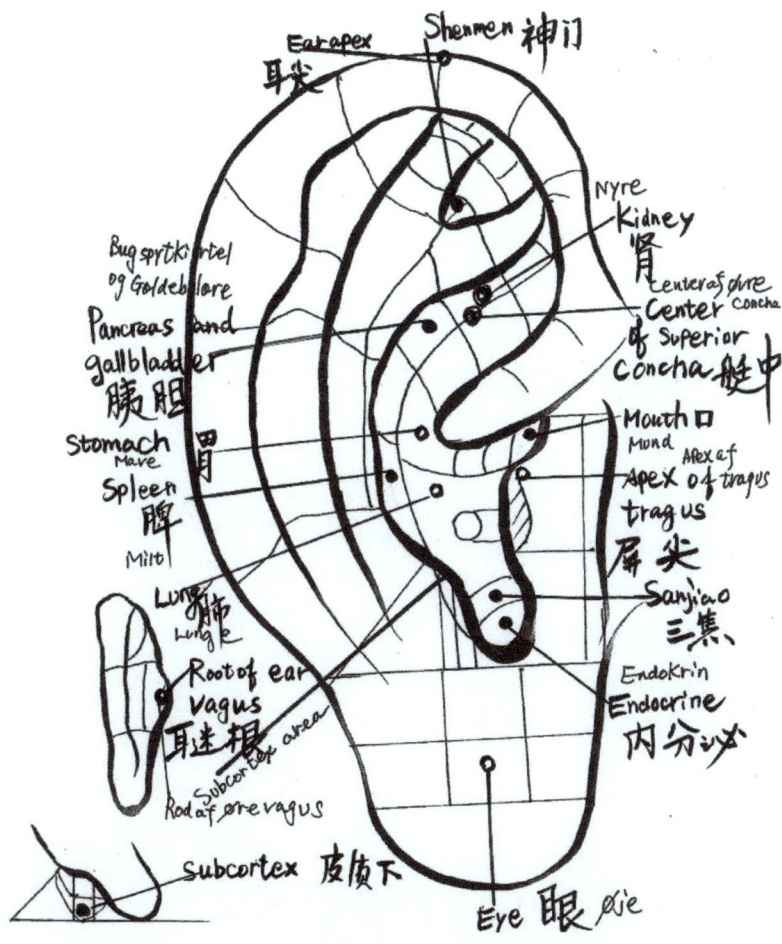

*Subcortex (Pizhixia 皮质下) … skjult

(3) Bil- og søsyge (Qiche he yunchuan 汽车和晕船)

Hovedpunkter

- Shenmen (神 门)
- Nyre (Shen 肾)
- Mave (Wei 胃)
- Nakkeben (Zhen 枕)
- Indre øre (Neier 内耳)

Sekundære punkter

- Mund (Kou 口)
- Ydre øre (Waier 外耳)

(3) Bil- og søsyge (Qiche he yunchuan 汽车和晕船)

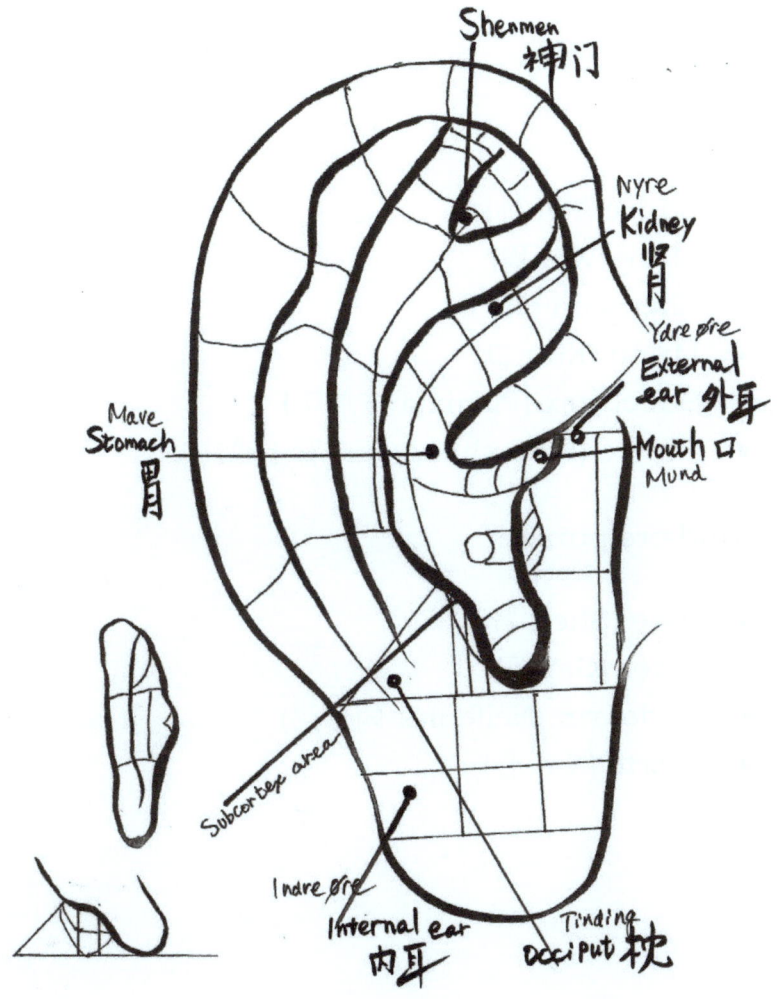

(4) Rygestop (Jieyan 戒烟)

Hovedpunkter

- Lunge (Fei 肺)
- Mave (Wei 胃)
- Shenmen (神门)
- Mund (Kou 口)
- Subcortex (Pizhixia 皮质下)
- Binyre (Shenshangxian 肾上腺)

Sekundære punkter

- Nyre (Shen 肾)
- Lever (Gan 肝)
- Endokrin (Neifenmi 内分泌)
- Hjerte (Xin 心)

(4) Rygestop (Jieyan 戒烟)

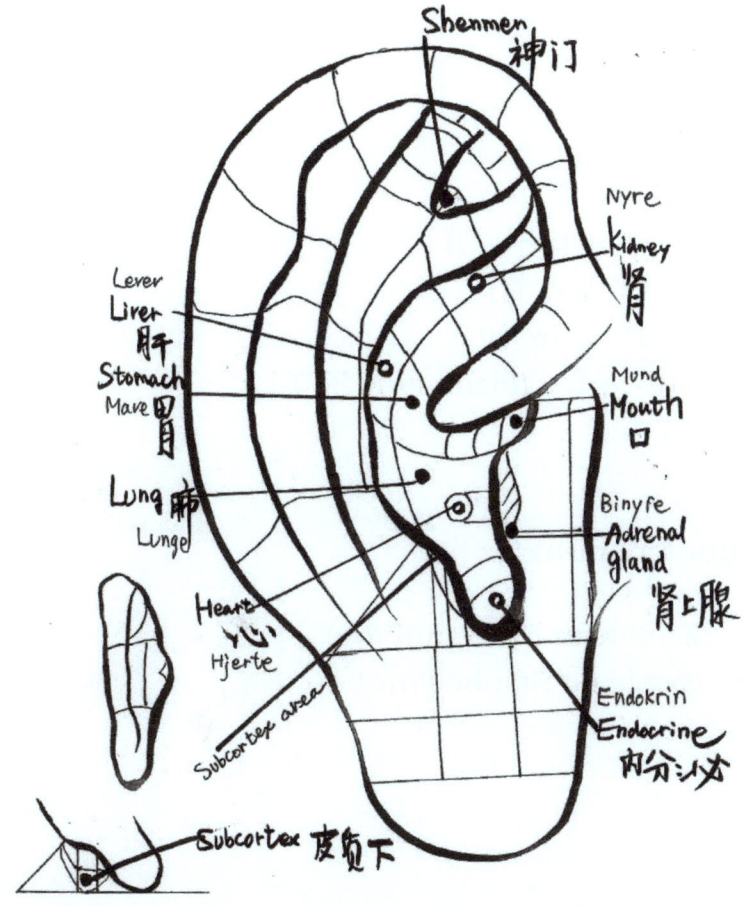

*Subcortex (Pizhixia 皮质下) ... skjult

(5) Stop med at drikke (Tinzhihejiu 停止喝酒)

Hovedpunkter

- Shenmen (神 门)
- Mave (Wei 胃)
- Hjerte (Xin 心)
- Subcortex (Pizhixia 皮质 下)

Sekundære punkter

- Endokrin (Neifenmi 内分泌)
- Svælg og Strube (Yanhou 咽喉)

(5) Stop med at drikke (Tinzhihejiu 停止喝酒)

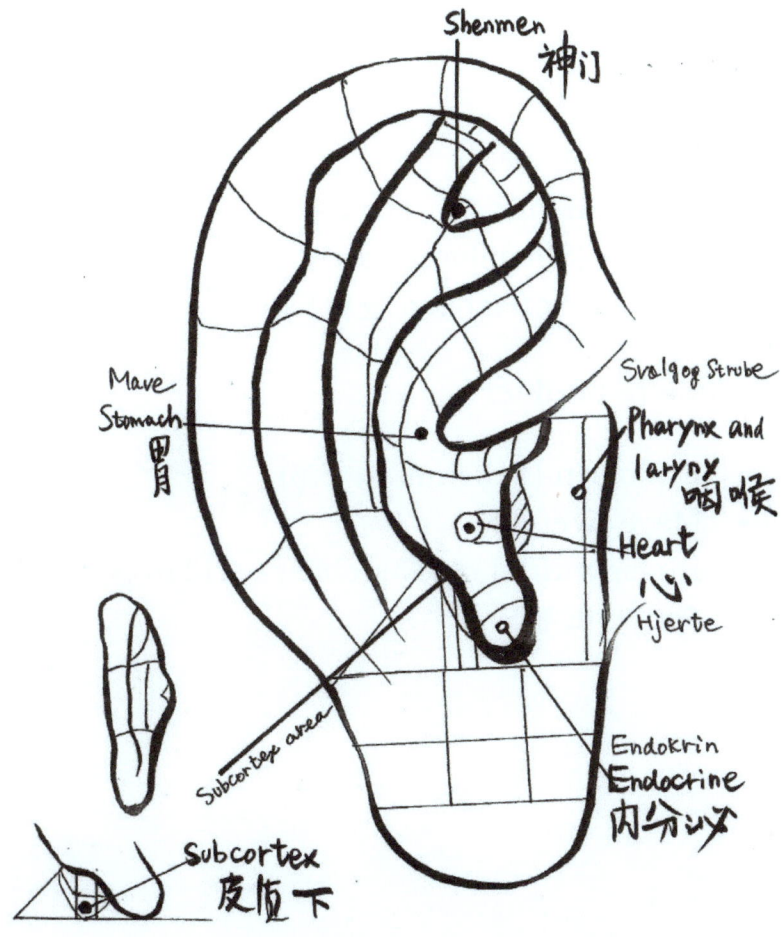

*Subcortex (Pizhixia 皮质下) … skjult

(6) Træthed (Pilao 疲劳)

Hovedpunkter

- Shenmen (神门)
- Nyre (Shen 肾)
- Binyre (Shenshangxian 肾上腺)
- Subcortex (Pizhixia 皮质下)

Sekundære punkter

- Endokrin (Neifenmi 内分泌)
- Mave (Wei 胃)
- Bugspytkirtel og Galdeblære (Yidan 胰胆)
- Pande (E 额)

(6) Træthed (Pilao 疲劳)

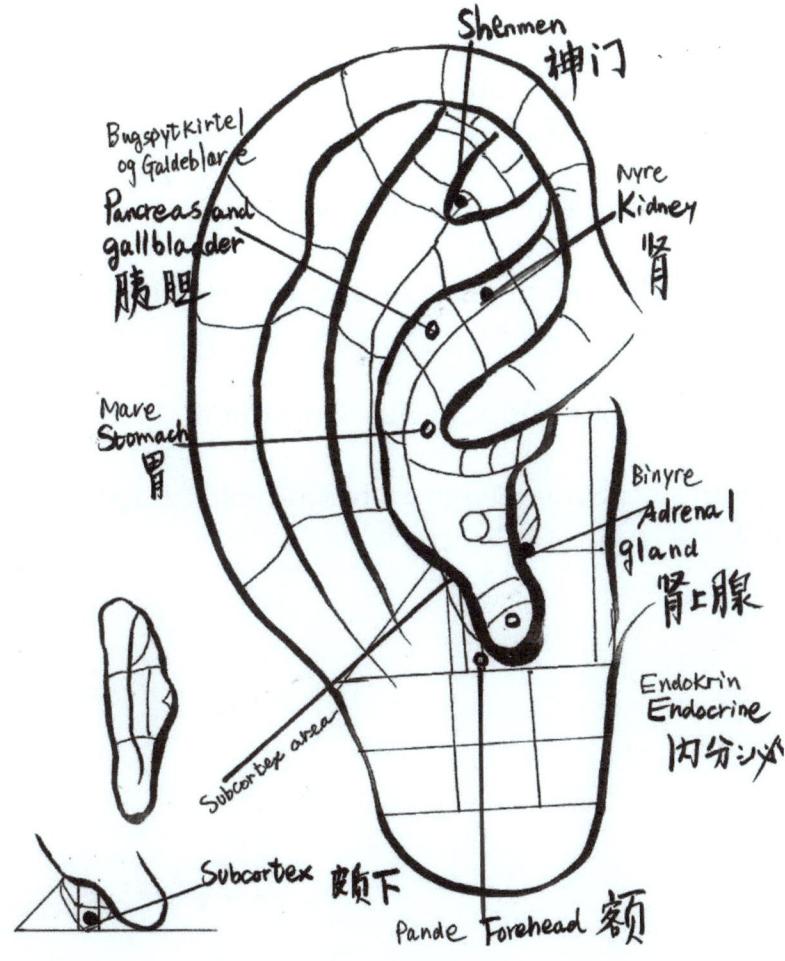

Shenmen 神门

Bugspytkirtel og Galdeblære
Pancreas and gallbladder 胰胆

Nyre Kidney 肾

Mave Stomach 胃

Binyre Adrenal gland 肾上腺

Endokrin Endocrine 内分泌

Subcortex area

Subcortex 颞下

Pande Forehead 额

*Subcortex (Pizhixia 皮质下) … skjult

Reference 参考文献

1. Deng Liangyue, Chinese Acupuncture and Moxibution 1987.

2. Zhu Jiang, Ear acupuncture 2006.

3. Cheng Hongfeng, Ear Acupuncture Clinical Application. 1999.

4. Zaifeng, Ear acupuncture Treatment 1999.

5. Wang Lingling, Diagram of Chinese Acupoints, 2006.